药学类 专业实验教学指导丛书

Medicine

药物化学实验指导

主　编　王汉国

参　编　丁俊梅　牛　娟

重庆大学出版社

内容提要

本书为药学类专业《药物化学》教材的配套实验用书，其内容服务于药学类专业人才培养目标，同时与执业药师岗位需求相衔接。全书共分为三部分：第一部分为药物化学实验基本知识；第二部分为药物化学实验基本操作技能，包括药物溶解度及熔点测定实验、药物比旋度测定实验、合成抗感染药和抗生素的性质实验、中枢神经系统药物和外周神经系统药物的性质实验、心血管系统药物和解热镇痛药及非甾体抗炎药的性质实验、激素和维生素类药物的性质实验、药物的水解和氧化变质实验、药物在输液中的稳定性观察及药物的配伍变化实验、典型药物的合成实验、药物临床应用案例分析、未知药物的确证；第三部分为附录部分，包括我国常用试剂分级规格和选用试剂的参考原则、一些特定符号及名称的含义、常用试液配制、药物化学实验教学大纲、药物化学实验考试大纲。

本书适用于药学、药品经营与管理、药品质量与安全、药品生产技术及相关专业学生学习药物化学相关知识、指导技能操作使用。

图书在版编目(CIP)数据

药物化学实验指导 / 王汉国主编. -- 重庆：重庆大学出版社，2022.8

（药学类专业实验教学指导丛书）

ISBN 978-7-5689-3463-3

Ⅰ. ①药… Ⅱ. ①王… Ⅲ. ①药物化学—化学实验—医学院校—教学参考资料 Ⅳ. ①R914-33

中国版本图书馆 CIP 数据核字(2022)第 129103 号

药物化学实验指导

主　编　王汉国

策划编辑：范　琪

责任编辑：李定群　　版式设计：范　琪

责任校对：夏　宇　　责任印制：张　策

*

重庆大学出版社出版发行

出版人：饶帮华

社址：重庆市沙坪坝区大学城西路 21 号

邮编：401331

电话：(023) 88617190　88617185(中小学)

传真：(023) 88617186　88617166

网址：http://www.cqup.com.cn

邮箱：fxk@cqup.com.cn（营销中心）

全国新华书店经销

重庆华林天美印务有限公司印刷

*

开本：787mm×1092mm　1/16　印张：8　字数：202 千

2022 年 8 月第 1 版　2022 年 8 月第 1 次印刷

印数：1—4 000

ISBN 978-7-5689-3463-3　定价：27.00 元

药学类专业实验教学指导丛书
编写说明

“药学类专业实验教学指导丛书”坚持现代职业教育改革方向，体现高等职业教育特色，以技能训练为主线，以岗位需求为导向，以学生就业创业能力培养为核心，依据最新修订的药学专业人才培养方案、专业核心课程的课程标准、实验大纲、考试大纲，结合全国高职高专药学类专业教材及实验教学的现状与发展需求，组织相关教师悉心编写而成。

本套教材共8册，主要供药学类相关专业实验教学、技能训练使用，力求优化专业实验教学全过程，努力提高技能水平。重点突出以下特点：

1. **适应发展需求，体现专业特色**。考虑药学行业对技术技能型人才的需求，结合职业教育快速发展的实践经验，编写内容注重培养学生的专业技能、科学素质和职业能力，帮助学生培养创新思维，提高创新能力、实践能力和解决问题的能力，充分调动学生学习的主动性、积极性，训练学生的实践设计能力、实际操作能力、分析判断能力和团结协作能力，突出专业特色。

2. **精选实验项目，理论联系实际**。紧扣课程标准及最新版规划教材，围绕实验大纲和考试大纲，总结实验教学经验，精选实验项目和实验内容，理论联系实际，具有很强的可操作性。

3. **加强学习指导，优化实验过程**。实验指导包括实验准备（预习指导、实验预试、用品准备等）、实验指导（仪器用品选择、操作指导、记录指导）、实验整理（用品整理、实验小结、完成报告）、实验评价（实验技能测试评价、实验报告评价、实验考核）等，力求实现理实一体化。

4. **设计表格模块，创新编写形式**。在保持实验主体内容的基础上，表格化设计了“实验预习、预试”“实验用品准备”“实验过程（内容、操作、记录）”等模块，并附有实验报告，强化实验全程的指导和引领，帮助学生理清思路，体现“做中教，做中学”的现代职业教育理念，有“会操作、能思考、善总结”的职业风范，提高学生分析和解决问题的能力。

5. **对接技能大赛，规范操作技能**。结合课程技能操作要求，各实验指导附有综合实训技能测试与评价（或中药传统技能竞赛方案），既可作为学生基本技能训练的操作指南，规范操作，提高能力，增强岗位竞争力，又可作为测试标准，用于评价技能水平。

本实验指导丛书编写过程中参阅并引用了部分教材、有关著作和大量实践资料，从中借鉴了许多有益的内容，在此向原作者及出版社深表敬意和感谢！同时，有关药学部门、药品生产企业及大专院校同人提出了宝贵意见和建议，全体编者以高度负责、严谨认真的态度为编写工作付出了大量心血，药学教学部领导及药学教研室对编写工作的顺利进行给予了大力支持，在此一并表示衷心感谢！在今后的教学使用过程中，欢迎师生提出宝贵意见和建议，以便及时更正并修改完善。

甘肃中医药大学定西校区

药学教研室

前言

本书依据药物化学课程标准、实验大纲、考试大纲及实验教学的实际需要编写而成，供相关专业药物化学实验教学选择使用。

"药物化学"是药学类和药品类专业的专业必修课。其实验则是学生专业技能培养中通过理论和实践密切结合，培养学生实践和创新能力的重要环节。本书联系实验教学中存在的实际问题，首先要求学生在进行实验之前必须进行预习，其次实验过程中指导学生必须认真操作与实验观察，同时要求学生在实验结束后对实验结果进行认真分析并写出实验总结，最终完成实验报告，通过这一系列过程督促学生自觉地养成理论联系实际的学习和工作习惯。本书在加强实验能力培养与训练的基础上，强调通过学生对实验结果的分析以及思考题的解答培养学生的创新性思维能力。

药物化学实验有一定的综合性，其涉及的内容较多，同时操作分析也较为复杂。因此，要求学生要具备较完备的药物化学基础理论与实验技能。本书引入了部分综合性实验，既突出了药学学科的特点，又与相关学科紧密相连，在培养学生的综合实验能力方面有明显的促进作用。在综合性实验中，要求学生能够灵活运用药物化学及相关学科的多个知识点进行实践，这样较好地切合学生实际，进一步提高学生的综合素质，对实现教学目的方面有明显的促进作用。

由于编者水平有限，不当和疏漏之处在所难免，恳请广大读者提出宝贵意见，以便进一步修订。

编　者

2022 年 2 月

目录

药物化学实验基本知识

一、实验室守则

为了确保实验的正常进行和培养学生良好的实验作风，学生必须遵守下列实验室规则：

(1)实验前，要认真预习，做好一切准备工作。要求通过预习，明确实验目的要求、基本原理、操作步骤以及有关的操作技术，了解实验所需的原料、试剂、仪器及装置，并充分考虑如何防止可能发生的事故和一旦发生事故时采用的处理措施。

(2)在实验室中，应保持安静，不得大声喧哗，严禁在实验室追逐打闹。实验进行时，注意力要集中，操作要认真，并要如实地做好实验记录。实验中，不得擅自离开实验室。

(3)严格按照要求进行实验，遵守实验室纪律，服从老师和实验室人员的安排和指导。学生若有新的建议，须得到老师的同意方可进行。

(4)爱护仪器设备，节约用电用水，节约药品材料。公用仪器、原料、试剂及工具应在指定地点使用，用后立即放回原处。严格控制原料、试剂用量。破损仪器应及时报损并补充。严禁将实验室的仪器、药品、器材及设备等物品带走。

(5)在实验过程中，要保持桌面、地面、水槽及仪器的清洁，废物与回收溶剂等应放到指定位置，不得乱丢乱倒。实验结束后，应将所有仪器洗涤干净，放置整齐，并进行安全检查。征得老师同意后，才可离开实验室。

(6)值日生职责范围：负责门窗玻璃、桌面、地面及水槽的清洁，整理公用原料、试剂和器材，清除垃圾，检查水、电、煤气安全，关好门窗。

二、实验室安全规则

药物化学实验中使用的化学药品，有的具有易燃性和易爆性，有的具有刺激性和腐蚀性，有的有剧毒。在化学实验过程中，由于操作疏忽，使用不当，可能引起着火、爆炸、中毒及腐蚀等事故。因此，在进行实验时，必须根据化学反应的条件和化学试剂的理化特性，恰当地选择仪器，正确安装，采取必要的安全和防护措施，以保证实验顺利进行。

(一)实验室的一般安全规则

(1)熟悉实验室环境，熟悉消防器材及急救药箱的放置地点和使用方法。

(2)实验开始前，应检查仪器是否完整无损，装置是否正确稳妥。在征得老师同意后，方可开始进行实验。

(3)实验进行中,不得随意离开。要注意反应进行的情况,以及装置是否漏气、破裂等,并随时记录每一步实验。记录的内容包括实验时间、实验材料、实验条件、实验现象以及各种数据和结果。

(4)使用精密仪器及电气设备时,须在装配完毕后经检查合格后方可接通电源。要严格按操作规程进行操作,不要用湿手接触电器。电器用完后,应立即清理,关闭电源,再拆除装置。

(5)加热试管时,不能将试管口对着自己和别人。

(6)蒸馏前,应加入数粒沸石,以防暴沸而导致实验失败或人员烫伤。

(7)将药品加到容器中时,切勿在容器上方俯视,也不要俯视正在加热的液体,以防热液溅出伤人。

(8)在进行有可能发生危险的实验时,要根据具体情况采取必要的安全措施,如戴防护眼镜、面罩和手套等。对反应中产生的有害气体要按规定处理。

(9)实验中所用的易燃、易爆、有毒物品不得随意散失、丢弃。实验完成后产生的废液或残渣必须按要求倒入相应的容器中。

(10)如遇意外事故,应保持冷静,不要乱跑,应立即告知老师或实验人员,并采取相应措施。

(二)实验中事故的预防和处理

1. 防火

(1)严格遵守实验操作规程。

(2)防止煤气管、阀漏气。

(3)操作易燃溶剂时,应远离火源,切勿将易燃溶剂盛放在广口容器内(如烧杯等)。

(4)尽量防止或减少易燃物的气体外逸。当处理大量的易燃性液体时,应在通风橱中或在指定地方进行,室内严禁有明火。

(5)使用酒精灯时,应用火柴引火,严禁用其他酒精灯的火焰直接引火,以免发生事故。

(6)在蒸馏易挥发及易燃性有机溶剂时,应先打开冷凝水,再开加热开关。应在水浴锅或密封电热板上缓缓进行。严禁用明火和电炉直接加热。

(7)用油浴加热蒸馏或回流时,切勿将冷凝水溅入热油中,以免热油飞溅起火。

(8)点燃的火柴梗或纸片不得乱扔,应放在小烧杯中集中回收。

(9)身上沾有易燃物时,应立即清洗干净,以防着火。

(10)不得将易燃溶剂倒入废液缸中。大量的溶剂应专门回收,少量可冲走(与水有强烈反应的除外)。

2. 防爆

(1)操作易燃易爆的有机溶剂时,应防止其蒸气散发室内,因空气中混杂的易燃易爆蒸气达到某一极限时,一遇明火即发生爆炸。

(2)反应或蒸馏装置必须正确,不能组成密闭的加热装置。减压蒸馏时,要用圆底烧瓶作接收器,不可用三角烧瓶,否则会有发生爆炸的危险。

(3)使用易燃易爆的气体如乙炔、氢气等时,应保持空气流通畅通,严禁明火。

(4)使用乙醚时,必须检查有无过氧化物的存在。如发现,应立即用硫酸亚铁去除,才能使用，同时注意通风。

(5)对易爆炸的有机化合物，如过氧化物、重金属乙炔化合物、芳香多硝基化合物等都不能受压或撞击，以免爆炸。对危险的实验物残渣必须小心处理，如重金属乙炔化合物可用浓硝酸或浓盐酸破坏，重氮化合物可加热水煮沸使之分解。

(6)严禁氧化剂和可燃物一起研磨。

(7)切取过金属钠的器械，必须先用酒精洗涤，再用水冲洗。严禁将金属钠屑或擦过金属钠的纸扔入水中，因金属钠与水、卤代烷等可剧烈反应，会发生爆炸。

3. 防中毒

(1)对有毒物品应认真操作、妥善保管。实验后的有毒残渣必须及时按照要求处理，不许乱放。

(2)使用或反应过程中会产生氯、溴、氧化氮、卤化氢等有毒气体或液体的实验，应在通风橱柜内进行。有时，也可用气体吸收装置，以除去所产生的有毒气体。

(3)严禁试剂入口，如需用鼻鉴别试剂时，应在远处轻轻扇动，不应直接闻。

(4)有些有毒物质会渗入皮肤。因此，接触这类物品时应戴手套，操作后应立即洗手。

(5)对沾染过有毒试剂的仪器和用具应立即处理，消除其毒性。

4. 防玻璃割伤

(1)实验开始前，应检查玻璃仪器是否完整无损。实验过程中，应注意玻璃仪器轻拿轻放，以免玻璃破裂割伤自己或他人。

(2)玻璃管(棒)切割后，断面应在火上烧熔，以消除棱角。

(3)将玻璃棒或温度计插入塞中时，应检查塞孔大小是否合适，玻璃是否平光，用布包裹住，并涂抹些润滑剂后旋转插入。握玻璃管(棒)的手应靠近塞子，防止玻璃管(棒)折断而割伤皮肤。

5. 防触电

使用电气设备时，应先检查接线是否完好，并注意手、衣服等是否干燥，不能用湿手触碰插头，防止触电。电气设备用过后随即拔去电源插头，以防发生事故。

6. 事故的处理和急救

1)火灾的处理

实验室如发生火灾事故，切勿惊慌失措，应有秩序地采取措施灭火。一般采取以下措施：

(1)应防止火势扩散。

立即关闭煤气灯，熄灭其他火源，搬开易燃物质，拉断总电闸。

(2)应立即采取措施灭火。

主要用隔绝空气法灭火。在大多数情况下，严禁用水灭火。

①当有机溶剂或油类着火时，若火势小可用湿抹布、石棉布、黄沙等覆盖火源，使其隔绝空气灭火，绝不能用口吹。

②当电器着火时，首先应切断电源，然后用二氧化碳或四氯化碳灭火器灭火。不能用水或泡沫灭火器灭电火，因灭火液体导电易导致触电事故。

③可燃性金属(如钾、钙、钠、镁、铝等)着火，最有效的灭火器材是沙土，严禁用水、酸碱灭火器、泡沫灭火器及二氧化碳灭火器等。

④身上衣服着火时，应立即在地上打滚，使之隔绝空气灭火，惊慌乱跑更有利于火苗

燃烧。

2)试剂触及身体的处理

试剂触及身体引起化学烧伤时,应立即脱下衣服,清除皮肤上的化学药品,并用大量清水冲洗,再用消除该种有害药品的特殊溶剂或溶液处理。如果是碱灼伤,再用1%硼酸溶液淋洗;如果是酸灼伤,再用1%碳酸氢钠溶液淋洗;如果是溴灼伤,再用酒精擦至无溴液存在为止,最后涂抹烫伤油膏。

如果是眼睛受到化学灼伤,最好的处理方法是立即用洗涤器的水流冲洗。洗涤时,应避免水流直射眼球,更不能揉眼睛。

3)中毒的处理

吸入气体中毒者,将中毒者移至室外,解开衣领及纽扣。如吸入少量氯气或溴,可用碳酸氢钠溶液漱口。严重者立即送往医院救治。

溅入口中尚未咽下,立即吐出,再用大量清水漱口。如吞下,应先使用对应解毒剂,并立即送医院。

4)玻璃割伤的处理

受伤者应仔细观察伤口,取出玻璃碎片。若伤势不重,则用消毒棉花和硼酸(或双氧水)清洗伤口,涂上红药水或碘酒包扎;若伤口大,则先按紧主血管,以防大量出血,并紧急送医院救治。

5)烫伤的处理

不慎烫伤时,不要把伤处弄湿。如伤势不重,则涂抹烫伤药;如重伤,应涂药后立即送往医院。

(三)常用玻璃仪器及实验装置

1. 常用玻璃仪器

药物化学实验常用玻璃仪器如图1所示。使用玻璃仪器时,都应轻拿轻放,除试管等少数仪器外都不能用火直接加热。广口容器不能储存有机溶剂。此外,不能将温度计当玻璃棒使用。温度计用后要缓慢冷却,不可立即用冷水冲洗,以免炸裂。

实验中,还常用带有标准磨口的玻璃仪器。通过磨口组装仪器,即可使仪器安装简便、规范、气密性好,又避免了发生溶剂溶解橡胶管或软木塞而漏气的情况。

标准磨口玻璃仪器一般可分多种组件套。常用的标准磨口最大直径有10,14,19,24,29,34,40,50 mm等。半微量仪器一般为10号和14号磨口;常量仪器磨口则在19号以上。磨口编号相同者可紧密相连,不同者可通过转换接头相连接,如19/24号可将19和24号磨口连接起来。

标准磨口玻璃仪器使用时,须注意:

(1)磨口处必须洁净。若沾有固体杂物,则使磨口对接不致密,导致漏气。

(2)安装标准磨口玻璃仪器装置时,应注意整齐、正确,使用磨口连接处不受歪斜的应力,否则常易折断,尤其在加热时应力更大。

(3)一般使用磨口无须涂润滑剂,以免污染反应物或产物。若反应中有强碱,应使用润滑剂,以免玻璃被腐蚀无法分开。

(4)用后应拆卸洗净,否则若长期放置,磨口的连接处会粘牢,难以拆开。

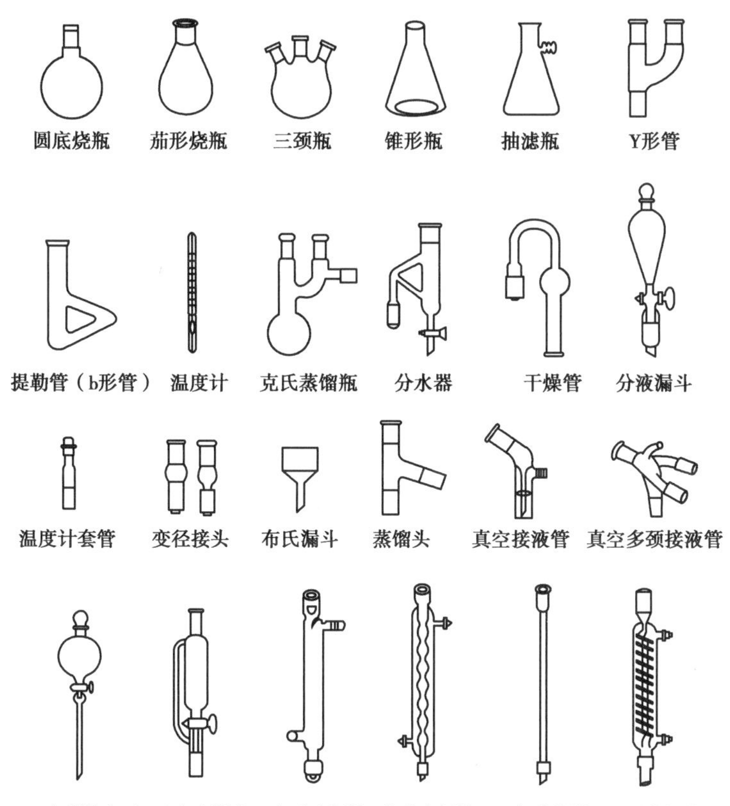

图1　药物化学实验常用玻璃仪器

2. 玻璃仪器的洗涤

仪器洁净是做好实验的保证之一。实验室中，常使用各种玻璃仪器。这些仪器是否干净，通常影响药物化学实验的顺利进行及准确性，故应保证使用仪器洁净。洗涤玻璃仪器的方法很多，应根据污物的性质来选用。常用的洗涤方法如下：

1)用水洗刷

用毛刷和水洗刷，即可使可溶物除去，也能使附着在仪器上的尘土和不溶物脱落下来。但往往不能去油污和药物。

2)用去污粉洗

先将要洗的仪器用水浸润，用毛刷蘸取少许去污粉，擦洗瓶内外，再用水冲洗干净。

3)用洗涤液洗

对顽固黏附在玻璃上的斑迹或残渣，可用洗涤液来洗涤。最常用的洗涤剂是用等体积的浓硫酸和饱和的重铬酸钾溶液配制而成。它对药物和油污的去污能力特别强。使用时，于仪器内加少量洗涤液，使仪器倾斜缓慢转动，让仪器内壁完全为洗液浸润，少许时刻，将洗液倒回原瓶，再用大量水冲洗仪器。若将仪器用洗液浸泡一会效果最好。

对一般使用的玻璃仪器，用毛刷和去污粉洗涤即可。而对某些清洁程度要求更高的实验仪器，如精制产品或产品分析等实验仪器，可用洗涤剂、蒸馏水进行洗涤。不要盲目使用各种化学试剂和有机溶剂洗涤仪器，否则不仅会造成浪费，而且还可能带来危险。

已洗净的仪器上不应附着不溶物和油污。如加水于仪器中，应将仪器倒置，水会顺着器壁流下，器壁上只留下一次均匀的水膜，既不汇成水滴，又不会挂珠。

每次实验结束后，必须及时洗净所使用的仪器，应养成良好的习惯，因污物的性质当时是清楚的，容易选用适宜的试剂除去。

3. 玻璃仪器的干燥

1）自然晾干

把已洗涤好的仪器开口朝下倒置，在空气中自然晾干。清洁的仪器，水珠易流下，干燥得快。

2）烘箱烘干

将清洗后的玻璃仪器放入烘箱干燥。送烘箱的仪器应除去软木塞（橡胶塞）。仪器口应朝上，向烘箱内放仪器应从上至下逐层放入。取出烘干仪器时，最好使烘箱冷却至室温。

3）热风吹干

将清洁后的玻璃仪器尽量沥干后，用电吹风或挂在气流干燥器上，用热风吹干。带有刻度的计量器或小体积烧瓶等，可加入少许易挥发的有机溶剂（最常用的是乙醇或丙酮）倾斜并转动仪器，再倾出溶剂。经淋洗后的仪器，能因挥发而很快干燥。如用吹风机，则干得更快。

4. 玻璃仪器的使用和保养

1）温度计

温度计水银球部位很薄，容易打破。因此，在使用时要特别小心，不能用温度计当玻璃棒使用，也不能测定超出温度计量程的温度，更不能把温度计长时间放置在高温溶剂中，否则会使水银球变形，乃至读数不准。温度计使用后，让其慢慢冷却，特别在测量高温之后，切不可立即用水冲洗，应待其冷却后洗净擦干收好。

2）冷凝管

因为冷凝管通水后较重，所以安装冷凝管时将夹子夹紧在冷凝管的重心地方，以免翻倒。洗涤冷凝管时，要用长毛刷。如用洗涤液或有机溶剂洗涤时，应用塞子塞住一端。不用时，应直立倒置，便于晾干。

3）分液漏斗

分液漏斗的活塞和盖子都是磨口的，如果不是原配的，可能不严密而造成滴漏。因此，使用时要注意保护盖子和活塞，各个分液漏斗之间也不要相互调换。用过洗涤后，一定要在活塞和盖子磨口处垫上纸片，以免日久后粘住难以打开。如已粘住可在磨口四周涂上润滑剂后，用电吹风机吹热风，或用水煮后轻敲塞子，使之松开。

5. 常用的实验装置

药物化学实验常用实验装置如图 2 所示。

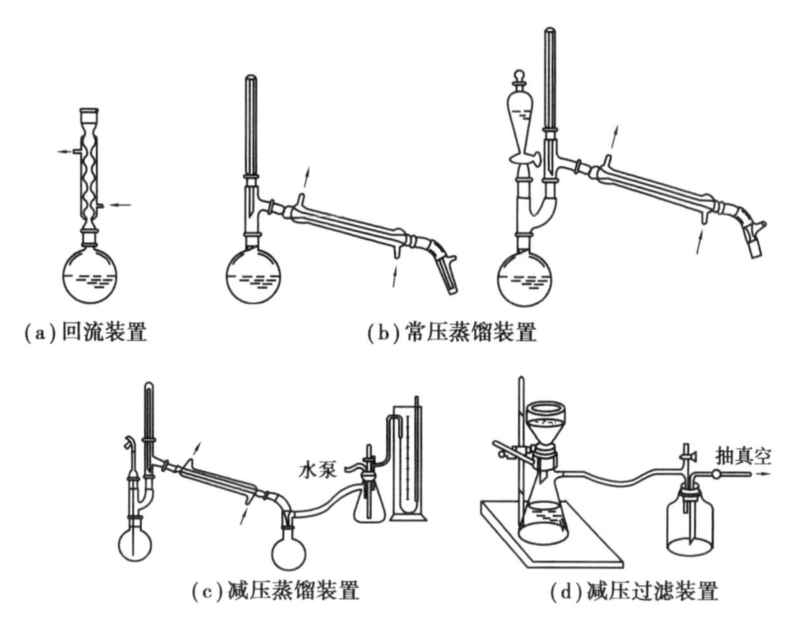

(a) 回流装置　(b) 常压蒸馏装置
(c) 减压蒸馏装置　(d) 减压过滤装置

图2　药物化学实验常用实验装置

三、实验预习、实验记录和实验报告

“药物化学实验”是一门综合性较强的实践课程。它对培养学生正确的思维方式、提高分析问题和解决问题的能力具有重要的作用。在进行每一个实验时，都必须做好实验预习、实验记录和实验报告，这也是每个研究人员必备的基本素质。

（一）实验预习

在实验之前，对所做的实验应充分做好预习工作。预习工作包括反应的原理，可能发生的副反应，实验操作的原理和方法，产物提纯的原理和方法，注意事项，以及实验中可能出现的危险和处置办法，应给出详细的预习报告。同时，还要了解反应中化学试剂的用量，要记录化学试剂的理化常数，以便查询。

（二）实验记录

实验记录是研究实验内容和书写实验报告的重要依据。写好实验记录是从事科学实验的一项重要训练。在进行实验时，要做到认真操作、仔细观察、积极思考、及时记录，不应追记、漏记或凭印象记。实验记录应记在专门的实验记录本中，实验记录本应有连续的页码。所有观察到的实验现象、实验时间、原始数据、操作以及后续处理方法与步骤均应及时、准确、详细地记录在实验记录本中，并签名，以保证实验记录的完整性、连续性和原始性。实验记录要简明扼要、书写整齐、字迹清楚。记录错误的部分，可用笔勾掉，但不得涂抹或用橡皮擦擦掉。不能将实验情况记录在便条纸、餐巾纸等容易失落和损坏的地方。

（三）实验报告

书写实验报告是实验教学的一项重要内容。通过实验报告，学生可进一步明确实验目的和原理，描述各种实验过程、现象和数据，总结推导实验结论，讨论各种实验问题。

实验报告是对实验过程的详细总结。一般实验报告应包括实验目的、原理、反应机制、主要试剂用量及规格、主要试剂及产品的物理常数、实验装置、实验步骤和现象、产物的物理状态、收率、粗产品纯化原理以及结果与讨论等。

实验报告的结果与讨论是非常重要的部分,应根据自己所观察到的现象与结果,从中分析在实验过程中的成功与不足,并对实验提出改进意见。这样,有助于培养学生分析问题、解决问题的能力,提高学生独立工作的能力。

药物化学实验基本操作技能

一、普通蒸馏和沸点测定

蒸馏是提纯液体物质和分离混合物的一种常用方法。同时,它还可测定液体有机物的沸点,定性检验液体的纯度。沸点是液体物质重要的物理常数。纯的液体有机化合物在一定的压力下具有一定的沸点。

(一)原理

液态物质在一定温度下具有一定的蒸气压。当液态物质受热时蒸气压增大,待蒸气压大到与大气压或所给压力相等时液体沸腾,这时温度称为液体的沸点(沸程),用 b. p 表示。液体物质的沸点可通过常压下普通蒸馏来测定。将液体加热至沸腾,使液体变为蒸气,然后使蒸气冷却再凝结为液体,这两个过程的联合操作称为蒸馏。

常压下的普通蒸馏常用于分离、提纯液体物质以及对液体物质纯度的鉴定。

(二)操作要点

1. 正确安装蒸馏装置

仪器安装顺序为自下而上,从左到右。仪器拆卸顺序与其相反。蒸馏烧瓶、冷凝管和接液管为蒸馏装置的 3 个主要部分,应分别固定好。

2. 加沸石作用

防止暴沸。注意加入时间和数量。

3. 温度计位置

温度计水银球上限与蒸馏烧瓶侧管下限应在同一水平线上。

4. 通冷凝水方向

下进上出。实验开始时,先通水,后加热。

5. 沸点的温度(沸程)

根据 2020 年《中华人民共和国药典》(以下简称《药典》)规定,以接液管开始馏出的第 5 滴算起,至供试品仅剩 3 ~ 4 mL 或一定比例的容积馏出时的温度范围。

6. 蒸馏不宜蒸干

如果维持原来加热程度,不再有馏出液蒸出,温度突然下降时,应停止蒸馏。实验结束时,先停火,后停水。

7. 蒸馏沸点高于 140 ℃的物质

使用空气冷凝管。

8. 测定沸点时必须做到

保持馏出液速度 1 ~ 2 滴/s;温度计的位置要正确;使用磨砂精密温度计;对温度计要进行校正;认真观察,准确读数。

二、减压蒸馏

常压下蒸馏高沸点液体化合物需要加热到很高温度,而有些高沸点化合物在较高温度时容易发生分解或氧化,显然采用普通蒸馏方法来蒸馏该有机物是不适宜的。采用减压蒸馏便可避免上述现象的发生。减压蒸馏是分离和提纯有机化合物的常用方法之一。它特别适用于那些在常压蒸馏时未达沸点即已受热分解、氧化或聚合的物质。

(一)原理

液体的沸点是指它的蒸气压等于外界压力时的温度。因此,液体的沸点是随外界压力的变化而变化的。如果用油泵或水泵抽气,使蒸馏系统压力降低,液体沸点也随着降低。减压蒸馏常用于分离、提纯高沸点液体物质。

(二)操作要点

1. 正确安装减压蒸馏装置

减压蒸馏装置主要由蒸馏、抽气(减压)、安全保护及测压 4 个部分组成。蒸馏部分由蒸馏烧瓶、克氏蒸馏头、毛细管、温度计及冷凝管、接收器等组成。为使系统密闭性好,磨口仪器的所有接口部分都必须用真空油脂涂好。

2. 减压蒸馏中毛细管作用

与普通蒸馏中沸石作用一样,防止液体局部过热而引起暴沸。

3. 检查漏气

实验开始前,应检查系统是否漏气,是否能达到所需压力。

检查方法是:旋紧毛细管螺旋夹,关闭安全瓶活塞,然后用泵抽气,观察压力计所示压力;正常后,慢慢开启安全瓶上活塞,放进空气,直到压力计压力平衡为止。调节进入毛细管的空气量,使毛细管中有连续均匀的气泡产生,当达到所要求的压力后才进行热水浴。

4. 控制蒸馏速度

至符合所要求的压力和沸点时,速度为 0.5 ~ 1 滴/s。

5. 实验结束

先移去热源,再慢慢打开毛细管螺旋夹,并慢慢开启安全瓶活塞,直到压力计压力恢复平衡后,再关闭水泵(或油泵),最后拆除其他仪器。

三、萃取和洗涤

萃取和洗涤都是分离和提纯有机化合物常用的操作方法。它是利用物质在不同溶剂中的溶解度不同来进行分离的。萃取是指选用一种溶剂加入某混合溶液中,该溶剂只对混合溶液中某一种物质有很好的相溶性而对其他物质不相溶的提取操作。洗涤和萃取在原理上是一样的,只是操作目的不同。从混合物中提取的物质,如果是需要的,这种操作称为萃取;如果是不需要的,这种操作称为洗涤。

（一）原理

萃取是利用物质在两种互不溶（或微溶）溶剂中溶解度或分配比的不同来达到分离、提取或纯化目的的一种操作。萃取的方法是基于相分配原理，可从混合物中分离某一化合物或将其各组分逐一分离出来。物质在互不相溶的两相中建立分配平衡，其分配比例取决于该化合物在两相中的相对溶解度。

如物质 A 在两种互不相溶的溶剂 X，Y 之间分配，在一定温度下分配系数 K 为一个常数，可用方程式定量地表示为

$$K=\frac{X\text{中}A\text{的浓度}}{Y\text{中}A\text{的浓度}} \tag{①}$$

也可写成方程式为

$$K=\frac{\dfrac{X\text{溶剂中}A\text{的克数}}{X\text{的毫升数}}}{\dfrac{Y\text{溶剂中}A\text{的克数}}{Y\text{的毫升数}}} \tag{②}$$

由方程式②可知，当 X 和 Y 的体积相等时，在溶剂 X 和 Y 中的物质 A 的克数之比就等于其 K 值。分配系数 K 也可近似地看成物质 A 在两溶剂中的溶解度之比。

由于 K 是常数，因此，当 Y 的体积不变而 X 体积越大时，X 溶剂中 A 物质的克数也就越多。

如果对方程式①进行进一步推论，可看出若用一定体积的溶剂 X 从 Y 的溶液中分离 A 物质，将总体积分几次萃取要比用总体积一次萃取有效得多。

在分液漏斗中进行的液-液萃取是从混合物中分离有机化合物最广泛应用的方法之一。同时，多次萃取比一次萃取效果好。

（二）操作要点

1. 分液漏斗的准备和使用

(1)选择容积较液体体积大 1 倍以上的分液漏斗，把活塞擦干，在活塞上涂上润滑脂，插入塞槽内转动使润滑脂均匀分布，看上去透明且转动自如即可。顶塞不能涂润滑脂。

(2)检查分液漏斗的顶塞和活塞处是否严密，以防在使用过程中发生泄漏而造成损失。检查的方法通常是先用水试验，若活塞有滴漏，须擦干后再涂润滑脂，重试一次，确认不漏水时方可使用。

(3)操作过程包括振荡、放气、静置及分液等。分液漏斗的正确使用方法是：先把分液漏斗倾斜，上口略朝下，右手捏住漏斗上口颈部并用食指根部压紧顶塞，以免松开；左手捏住活塞，握持活塞的方式既要能防止振荡时活塞转动或脱落，又要便于灵活地旋开活塞。振荡方法如图 1 所示。振荡后，漏斗仍保持倾斜状态，放出蒸汽或产生的气体，使内外压力平衡；振荡数次后，将分液漏斗在铁圈上静置，使乳浊液分层；待分液漏斗内的液体清晰分层后，分离液层。下层液

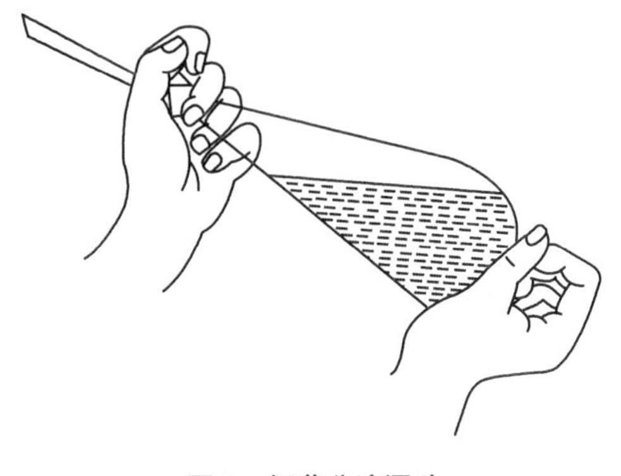

图 1　振荡分液漏斗

应经活塞放出,上层液体应从上口倒出。

2. 萃取操作

(1)将被萃取液和萃取剂依次从上口倒入漏斗中,塞紧顶塞。

(2)取下分液漏斗,振摇、"放气",重复数次,然后放回铁圈中静置。

(3)待两层液体完全分开后,打开顶塞,分离液层。

(4)合并所有萃取液(多次萃取时),加入过量的干燥剂干燥。

(5)蒸去溶剂,根据化合物的性质利用蒸馏、重结晶等方法进行纯化。

四、结晶和重结晶

结晶是将物质由非结晶状物质通过处理得到结晶状物质的过程。重结晶是将粗结晶用适当的溶剂处理纯化为较纯的结晶状物质的过程。结晶法是利用物质在热溶剂中溶解度大而在冷溶剂中的溶解度小(即热溶冷析)的特点,使所需物质以结晶状态析出,从而达到分离、提纯的目的。

(一)原理

固体有机物在溶剂中的溶解度一般随温度的升高而增大。把固体有机物溶解在热的溶剂中使之饱和,冷却时由于溶解度降低,有机物又重新析出晶体。重结晶就是利用溶剂对被提纯物质及杂质的溶解度不同,使被提纯物质从过饱和溶液中析出,而让杂质全部或大部分留在溶液中,从而达到提纯的目的。

重结晶只适宜杂质含量在5%以下的固体有机混合物的提纯。从反应粗产物直接重结晶是不适宜的,必须先采取其他方法初步提纯,再重结晶提纯。

(二)溶剂的选择

(1)对被提纯的成分热时溶解度大,冷时溶解度小(即热溶冷析),而杂质冷热均不溶或冷热均易溶。

(2)不与被提纯的成分起化学反应。

(3)溶剂的沸点要适中。

(4)选用混合溶剂时,要求低沸点溶剂对被提纯物的溶解度大,高沸点溶剂对被提纯物的溶解度小。

(5)廉价易得,毒性低,回收率高,操作安全。

(三)操作过程

结晶法操作的一般过程如下:

1. 制备近饱和溶液

一般情况下,所需成分在混合物中的含量越高越容易结晶,即溶液的浓度高有利于结晶的形成。将已经过适当分离得到的较纯的混合物置于锥形瓶中,加入较需要量略少的适宜溶剂,接上冷凝管,加热至微沸。若未完全溶解,可分次逐渐自冷凝管上端加入溶剂,直至欲结晶物质刚好完全溶解,制成近饱和溶液。溶剂用量很关键,过多会损失,过少会提前在滤纸上析出。

2. 趁热滤过

制备好的热溶液需趁热滤过,除去不溶性杂质,注意避免布氏漏斗在滤过过程中有结晶析出。若热溶液含有色杂质可加活性炭煮沸 10 min 脱色后,趁热滤过。过滤时,应先用溶剂润湿滤纸，以免结晶析出而阻塞滤纸孔。

3. 放冷析晶

结晶在低温下容易形成，但温度要慢慢降低，使结晶慢慢形成，才能得到较大且纯度较高的结晶。若快速降温，析出结晶虽快，但超过了化合物晶核的形成和分子间定向排列的速度，而使结晶的颗粒小，纯度低，有时只能得到无定形粉末。

4. 抽滤和洗涤

用抽气滤过的方法使结晶与溶液分离。瓶中残留的结晶可用少量滤液冲洗并转至布氏漏斗中，把母液抽干，加入少量洗涤液，使结晶润湿，再抽干。

5. 干燥

重结晶得到的结晶物质，其表面还吸附有少量溶剂，可根据结晶物的性质，采用红外灯烘干或真空恒温干燥器等进行干燥。

五、折光率测定

光线自一种透明介质进入另一透明介质时，因光线在两种介质中的传播速度不同，故使光线在两种介质的平滑界面上发生折射。常用的折光率是指光线在空气中行进的速度与在供试品中行进速度的比值。根据折射定律，折光率是光线入射角的正弦与折射角的正弦的比值。

折光率也是液体药物重要的物理常数。许多纯物质都具有一定的折射率。如果其中含有杂质，则折射率将发生变化，出现偏差，杂质越多，偏差越大。折光率不仅可作为物质纯度指标，也可用来鉴定未知物。

（一）原理

物质的折光率随入射光线波长不同而变化，也随测定时温度不同而变化。通常温度升高1 ℃，液态化合物折光率降低$(3.5 \sim 5.5) \times 10^{-4}$。通常以20 ℃为标准温度，以黄色钠光D线为标准光源（以D表示，波长589.3 nm），如用阿贝折光仪，可用白光光源，所得折光率用符号n_D^{20}表示。

测定液态化合物折光率仪器常使用阿贝折光仪，如图2所示。

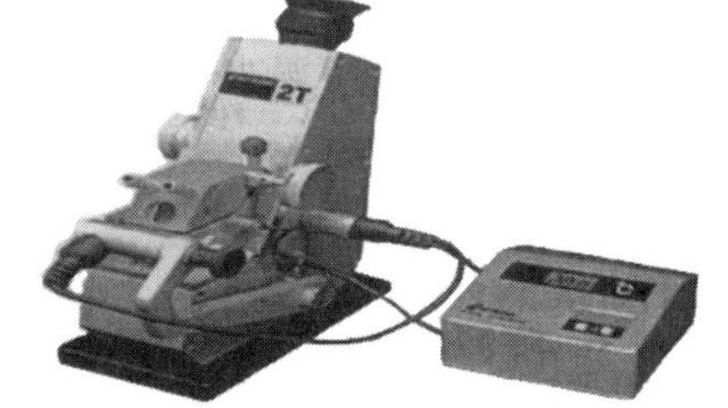

图2 阿贝折光仪

（二）操作要点

阿贝折光仪使用方法如下：

1. 校正（标尺刻度校正）

1）用重蒸馏水校正

打开棱镜，滴1~2滴重蒸馏水于镜面上，关紧棱镜，转动左面刻度盘，使读数镜内标尺读数等于重蒸馏水的折光率（$n_D^{20} = 1.333\ 0$，$n_D^{25} = 1.332\ 0$）。调节反射镜，使入射光进入棱镜组，从测量望远镜中观察，使视场最亮。调节测量镜，使视场最清晰，转动消色调节器，消除色散，再用一特制的小旋子旋动右面镜筒下方的方形螺旋，使明暗界线和“+”字交叉重合。

2）用标准折光玻璃块校正

将棱镜完全打开使成水平，用少许1-溴代萘（$n = 1.66$）置于光滑棱镜上，玻璃块黏附于镜面上，使玻璃块直接对准反射镜，然后按步骤1）进行测定。

2. 测定

按步骤1)的方法测定药品的折光率。

注意:因温度对折光率有影响,故测定时最好采用恒温水浴装置。

六、旋转蒸发仪的使用

旋转蒸发仪主要用于在减压条件下连续蒸馏大量易挥发性溶剂。在加热恒温负压条件下,通过电子调速,蒸馏烧瓶在最合适的速度下恒速旋转,烧瓶内溶液扩散蒸发,再冷凝回收。旋转蒸发仪尤其适用于对萃取液的浓缩和色谱分离的接收液的蒸馏,它可以分离和纯化反应产物。

(一)原理

旋转蒸发仪的基本原理就是减压蒸馏,即在减压情况下,当溶剂蒸馏时,蒸馏烧瓶在连续转动,使溶剂形成薄膜,增大蒸发面积。此外,在高效冷却器作用下,可将热蒸汽迅速液化,加快蒸发速率。旋转蒸发仪如图3所示。

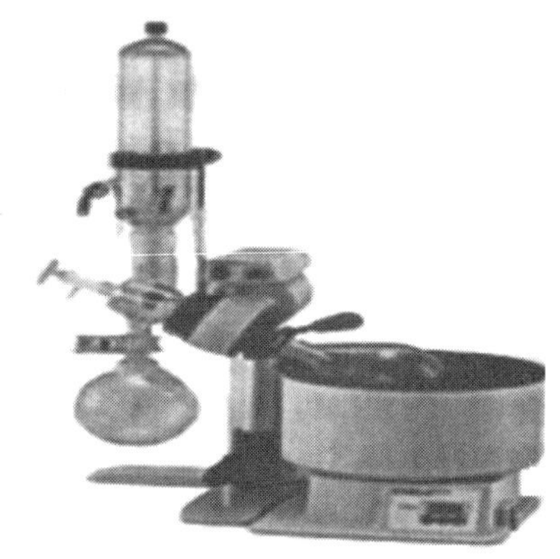

图3 旋转蒸发仪

蒸馏烧瓶是带有标准磨口接口的梨形或圆底烧瓶,通过一高度回流蛇形冷凝管与减压泵相连,回流冷凝管另一开口与带有磨口的接收烧瓶相连,用于接收被蒸发的有机溶剂。在冷凝管与减压泵之间有一个三通活塞,当体系与大气相通时,可将蒸馏烧瓶、接收烧瓶取下,转移溶剂。当体系与减压泵相通时,则体系应处于减压状态。作为蒸馏的热源,常配有相应的恒温水槽。

使用时,应先减压,再开动电动机转动蒸馏烧瓶。结束时,应先停机,再通大气,以防蒸馏烧瓶在转动中脱落。

(二)操作要点

(1)用胶管连接冷凝水,用真空胶管连接真空泵。

(2)将水注入恒温水槽。水槽通电前必须加水,不允许无水干烧。

(3)调节主机角度,装上蒸馏烧瓶并用夹子固定好。

(4)打开冷凝水,接通电源220 V/50 Hz,打开真空泵,待有一定真空后开始旋转。

(5)调节蒸馏烧瓶高度和旋转速度,设定适当水浴温度。温度与真空度达到要求范围后,即能蒸发溶剂到接收瓶。

(6) 蒸馏完毕,首先关闭调速开关及调温开关,抬升主机,打开放空阀通大气,然后关闭真空泵,取下蒸馏烧瓶。

(7)关闭冷凝水,倒出接收瓶内溶剂,蒸馏结束。

(8)各接口、密封面、密封圈及接头在安装前都要涂一层真空脂。

(9)旋蒸对空气敏感物质时,可在排气口接一个氮气球,先通一阵氨气,排出旋蒸仪内空气,再接上样品瓶进行旋蒸。蒸完放氮气升压,再关泵,然后取下样品瓶封好。

(10)影响旋转蒸发仪蒸发速度的关键要素是水浴锅的温度,旋转蒸发仪内的真空度,冷凝回收单元是否高效,以及蒸馏烧瓶的旋转速度。

实验 1

药物溶解度及熔点测定实验

实验学时:2 学时

一、实验目的

(1)熟悉药典对药物近似溶解度的规定。

(2)掌握药物溶解度、熔点测定方法以及药物的熔点与纯度之间的关系。

二、实验原理

1. 药物溶解度

药物的溶解度是指在一定温度下药物溶解形成饱和溶液时,药物能溶解于溶剂中的最大量。

药物能否溶解于某种溶剂中,以及溶解度的大小,主要取决于溶质和溶剂分子间的引力。只有当溶剂和溶质分子间的引力超过溶质分子间的引力时,溶质才可能溶于溶剂中。因此,药物的溶解度与药物本身的分子结构及溶剂的性质和温度等有关。

2. 药物熔点

熔点是固体有机药物的一个重要物理常数。药物的熔点应与药典的规定相符合。熔点与其结构相关,不同的药物其熔点不同。若药物中含有杂质,则其熔点显著降低且熔程增大。因此,通过测定熔点,可对药物进行鉴别和检查药物的纯度。

药典规定,毛细管装供试药品的高度为 3 mm,待传温液温度上升至较该药品熔点低10 ℃时,将毛细管浸入传温液贴附于温度计上,使毛细管中的药品恰在水银球中部,继续升温,使升温率为每分钟上升 1.0 ~ 1.5 ℃,记录供试品在初熔至全熔时的温度。为了顺利地测定熔点,可先作一次粗测,加热可以稍快。当知道大致熔点范围后,另装一毛细管样品,作精密测定。重复测定 3 次,取其平均值,即得。

初熔温度是指供试品在毛细管内开始局部液化出现明显液滴时的温度。

全熔温度是指供试品全部液化时的温度。

测定熔融同时分解的供试品时,调节升温速率使温度每分钟上升 2.5 ~ 3.0 ℃;供试品开始局部液化时(或开始产生气泡时)的温度作为初熔温度,供试品固相消失全部液化时的温度作为全熔温度。遇有固相消失不明显时,应以供试品分解物开始膨胀上升时的温度作为全熔温度。某些药品无法分辨其初熔温度和全熔温度时,可将其发生突变时的温度作为熔点。

三、预试、预习

<table>
<tr><td>预习
(1)药物的溶解度。

(2)药物的熔点。

(3)如何测定。

(4)操作注意事项。</td></tr>
<tr><td>预试
摸清实验条件,保证成功率。</td></tr>
<tr><td>准备
实验用品。</td></tr>
</table>

四、实验用品

仪器设备	药　品	试　剂	其　他
天平(1/100)、量杯、锥形瓶、毛细管、熔点测定管、酒精灯、试管、烧杯、表面皿、温度计、恒温水浴箱	苯巴比妥钠、盐酸普鲁卡因、阿司匹林、对乙酰氨基酚、维生素 C、维生素 K_1、磺胺嘧啶、己烯雌酚	乙醇、乙醚、液体石蜡	

五、实验过程

实验内容	实验操作步骤	实验记录
(一)药物在水中溶解度的测定	分别称取苯巴比妥钠、盐酸普鲁卡因、阿司匹林、对乙酰氨基酚、磺胺嘧啶各0.10 g,置于适宜容器中,依照溶解度测定一般方法进行操作,记录溶剂水的用量。	
(二)药物在不同溶剂中溶解度的测定	分别称取维生素C和维生素$K_1$0.10 g各3份,分别置于适宜容器中并标号,依照溶解度测定一般方法进行操作,分别记录溶剂水、乙醇和乙醚的用量。	
(三)纯净药物熔点的测定	取干燥的对乙酰氨基酚和己烯雌酚各0.10 g,研细,装入适宜毛细管中,依照熔点测定方法操作,记录初熔和全熔的温度。	
(四)混合物熔点的测定	取上述两药品各0.10 g,混合均匀装入适宜毛细管中,依照熔点测定方法进行操作,记录初熔和全熔的温度。	

六、实验注意事项

(1)实验中药物在水中的溶解度为:苯巴比妥钠极易溶解,盐酸普鲁卡因易溶,对乙酰氨基酚略溶,阿司匹林微溶,磺胺嘧啶几乎不溶。维生素C在纯化水中易溶,在乙醇中略溶,在乙醚中不溶。维生素K_1在纯化水中不溶,在乙醇中略溶,在乙醚中易溶。

(2)实验中药物的熔点为:对乙酰氨基酚168~172 ℃,己烯雌酚169~172 ℃。

(3)实验中的药品均为原料药,否则制剂中的辅料对溶解度有干扰。

(4)为了便于实验的观察和操作,药物的取量和容器都可适当加减或选用其他仪器。

附:药典在对药品近似溶解度的规定和溶解度的实验方法

(1)近似溶解度可用以下名词来表示:

极易溶解	指溶质1 g(mL)能在溶剂不到1 mL中溶解。
易溶	指溶质1 g(mL)能在溶剂1~10 mL中溶解。
溶解	指溶质1 g(mL)能在溶剂10~30 mL中溶解。
略溶	指溶质1 g(mL)能在溶剂30~100 mL中溶解。
微溶	指溶质1 g(mL)能在溶剂100~1 000 mL中溶解。
极微溶解	指溶质1 g(mL)能在溶剂1 000~10 000 mL中溶解。
几乎不溶或不溶	指溶质1 g(mL)能在溶剂10 000 mL中不能溶解。

(2)溶解度的实验方法:称取研成细粉或量取液体的供试品,置于25 ± 2 ℃一定容量的溶剂中,每隔5 min强力振摇30 s;观察30 min内的溶解情况,如看不见溶质颗粒或液滴时,即视为完全溶解。

七、思考题

(1)影响药物溶解度的因素有哪些?

(2)简述药物结构与溶解度的关系。

实验 2 药物比旋度测定实验

实验学时:2 学时

一、实验目的

(1)熟悉自动旋光仪的工作原理及使用方法。
(2)掌握药物旋光度的测定方法、原理及比旋度的计算方法。

二、实验原理

药物分子结构中含有不对称因素时(如不对称手性碳原子),能引起旋光现象。物质有无旋光性质与本身的结构有关,其比旋度在一定条件下是一常数。药典记载的比旋度以钠光谱的 D 线为光源,除另有规定外,温度为 20 ℃时进行测定。当物质中混杂有其他物质时,测出的比旋度会有所改变,故测定比旋度可鉴别药物和检查药物纯度。通常是在规定条件下(温度、波长、溶剂及浓度等)测出供试品溶液的旋光度,再计算除供试品的比旋度,并查对与规定比旋度是否一致,以判断是否符合规定。

计算公式为

$$[\alpha]_D^t = \frac{\alpha}{Lc}$$

式中 $[\alpha]_D^t$——比旋度;
D——钠光谱的 D 线(1 589.3 nm);
t——测定时的温度;
α——测得的旋光度值;
L——测定管的长度,dm;
c——药物溶液的质量浓度,g/mL。

因葡萄糖($C_6H_{12}O_6 \cdot H_2O$)的分子结构中有 4 个手性碳原子,故具有旋光性。其中,D-(+)-葡萄糖供药用,比旋度$[\alpha]_D^t = 52.5° \sim 53.0°$。可通过测其旋光度进行定性鉴别及含量测定。

三、预试、预习

预习 (1)药物的比旋度。 (2)自动旋光仪的工作原理及使用方法。 (3)如何测定。 (4)操作注意事项。
预试 摸清实验条件,保证成功率。
准备 实验用品。

四、实验用品

仪器设备	药　品	试　剂	其　他
自动旋光仪(WZZ-2型)、分析天平、量瓶、称量瓶、烧杯等	葡萄糖	氨试液(取浓氨溶液400 mL,加水至1 000 mL,即得)	

五、实验过程

实验内容	实验操作步骤	实验记录
(一)供试液的配制	取葡萄糖约5 g,精密测定,置于100 mL烧杯中加适量纯化水溶解,定量转移到100 mL量瓶中,再加氨试液0.2 mL后,加纯化水稀释到刻度,摇匀,静置10 min备用。	
(二)旋光度的测定	将配制好的葡萄糖转移至旋光测定仪测定管中,在自动旋光仪(或圆盘旋光仪)上测出旋光度,重复读数3次,取其平均值为供试品溶液的旋光度。	
(三)计算比旋度	根据实验测得的旋光度值计算葡萄糖的比旋度值,并与药典规定的葡萄糖比旋度比较。	

六、实验注意事项

(1)因新配制的葡萄糖溶液要发生变旋现象,故常加入氨试液以促进其变旋现象稳定,消除测定干扰。

(2)溶液测定前,应先用纯化水作空白校正零点。

(3)供试品应澄清。

附:WZZ-2型自动旋光仪操作方法

(1)接通电源,打开电源开关,钠光灯启亮,预热5 min,再打开光源开关。

(2)打开测量开关,读数显示窗应有数字显示。

(3)仪器调零,在测定试管中装入水或其他空白溶剂,放入供试品室,盖上箱盖。待示数稳定后,按清零按钮,读数显示窗示零即可。

(4)将待测供试液注入试管中,按调零时相同的位置和方向将试管放入供试品室,盖好箱盖。仪器读数显示窗将自动显示该供试品的旋光度。

(5)按下"复测"按钮,重复读数1次。如此重复测定3~4次,取平均值作为该供试样品的测定结果。

(6)仪器使用完毕,应依次关闭测量、光源、电源开关,拔下电源插头。

注意:使用旋光仪时,要注意光学系统玻片的维护,要保持光洁。有水雾时,用擦镜纸擦拭。测定结束后,测定管、护片玻璃和胶圈应立即洗涤,并放干(切不可在烘箱中烘干)。钠光灯使用时间勿过长(一般勿连续超过2 h)。在连续使用时,不宜经常开关,以免影响钠光灯寿命。

七、思考题

葡萄糖溶液的旋光度测定为什么要加氨试液?

实验 3

合成抗感染药和抗生素的性质实验

实验学时:2 学时

一、实验目的

(1)掌握几种常用合成抗感染药和抗生素的主要理化性质及在定性鉴别上的应用。

(2)学会应用药物的理化性质进行药物定性鉴别的方法与基本操作。

二、实验原理

1. 盐酸环丙沙星

本品为喹诺酮类药物,分子中叔胺结构能与丙二酸、乙酸酐显色。

2. 磺胺嘧啶、磺胺甲恶唑

(1)该类药物具有芳香伯胺类的鉴别反应。

(2)利用磺酰氨基氮的酸性与碱成盐后可被铜离子取代,生成难溶性的铜盐沉淀。

3. 甲硝唑

本品能发生芳香性硝基化合物的一般反应。

4. 异烟肼

(1)本品的肼基可与香草醛发生缩合反应,生成黄色结晶。

(2)肼基有还原性,可被弱氧化剂氧化,如可被氨制硝酸银氧化则有银镜生成。

5. 盐酸乙胺丁醇

本品的氢氧化钠溶液可与硫酸铜试液反应,生成深蓝色的(1:1)络合物。

6. 青霉素钠

在稀酸条件下,本品发生电子转移并重排生成青霉二酸。该化合物为不溶于水但可溶于有机溶剂的白色沉淀。

7. 硫酸链霉素

(1)在碱性条件下硫酸链霉素的糖苷键快速水解,水解生成的链霉糖经脱水重排,产生麦芽酚,在微酸性溶液中,麦芽酚与三价铁离子形成紫红色螯合物,此为麦芽酚反应。

(2)本品水解产物链霉胍与8-羟基喹啉乙醇液和次溴酸钠试液反应,显橙红色,此为坂口反应。

8. 红霉素

红霉素的大环内酯结构中内酯键易断裂,生成有色物。

9. 氯霉素

本品分子中硝基经氯化钙和锌粉还原成羟胺衍生物,在醋酸钠存在下与苯甲酰氯反应,生成的酰化物在弱酸性溶液中与Fe^{3+}生成紫红色配位化合物。

三、预试、预习

预习 (1)几种常用合成抗感染药和抗生素的主要理化性质。   (2)利用药物的理化性质进行药物定性鉴别的方法。   (3)基本操作过程。   (4)操作注意事项。
预试 摸清实验条件,保证成功率。
准备 实验用品。

四、实验用品

仪器设备	药品	试剂	其他
电热恒温水浴锅、试管、药匙、量杯、烧杯、研钵、漏斗	盐酸环丙沙星、磺胺嘧啶(SD)、磺胺甲恶唑(SMZ)、甲硝唑、异烟肼、盐酸乙胺丁醇、青霉素钠、硫酸链霉素、红霉素、氯霉素	丙二酸、乙酸酐、乙醇、三氯甲烷、乙醚、丙酮、盐酸、稀盐酸、0.1 mol/L 亚硝酸钠溶液、碱性 β-萘酚试液、0.4% 氢氧化钠溶液、硫酸铜试液、氢氧化钠试液、10% 香草醛的乙醇溶液、氨制硝酸银试液、硫酸铁铵溶液、次溴酸钠试液、0.5 mol/L 硫酸溶液、稀乙醇、1% 氯化钙溶液、锌粉、三氯化铁试液	

五、实验过程

实验内容	实验操作步骤	实验记录
(一)盐酸环丙沙星	取本品约 50 mg,置于干燥试管中,加丙二酸约 30 mg,加乙酸酐 10 滴,在水浴中加热 5 ~ 10 min,溶液显红棕色。	
(二)磺胺嘧啶、磺胺甲恶唑	(1)分别向两支试管中加 SD 和 SMZ 约 50 mg,各加稀盐酸 1 mL,必要时缓缓煮沸使溶解,放冷,各加 0.1 mol/L 亚硝酸钠溶液数滴,在分别滴加碱性 β-萘酚试液数滴,生成红色沉淀(视供试品的不同颜色由橙黄到猩红色不等)。 (2)取试管两支,分别加药品(SD,SMZ)约 0.1 g,分别加水和 0.4% 氢氧化钠溶液各 3 mL,振摇使溶解(勿过量),滤过,分取滤液于两支试管中,再分别加入硫酸铜试液 1 滴,即生成不同颜色的铜盐沉淀。磺胺嘧啶反应生成黄绿色沉淀,放置后变为紫色;磺胺甲恶唑反应生成草绿色沉淀。	
(三)甲硝唑	取本品约 10 mg,加氢氧化钠试液 2 mL,微热,即得紫红色溶液;滴加稀盐酸使呈酸性后即变为黄色,再滴加过量氢氧化钠试液则变为橙红色。	
(四)异烟肼	(1)取本品约 0.1 g,加 5 mL 水溶解后,加 10% 香草醛的乙醇溶液 1 mL,摇匀,微热,放冷,即析出黄色结晶。	

续表

实验内容	实验操作步骤	实验记录
(四)异烟肼	(2)取本品约 10 mg 置于试管中,加 2 mL 水溶解后,加氨制硝酸银试液 1 mL,即产生气泡与黑色浑浊,并在试管壁上生成银镜。	
(五)盐酸乙胺丁醇	取本品约 20 mg,加 2 mL 水溶解后,加硫酸铜试液 2～3 滴,摇匀,再加氢氧化钠试液 2～3 滴,显深蓝色。	
(六)青霉素钠	取本品约 0.1 g,加 5 mL 水溶解后,加稀盐酸两滴,即生成白色沉淀;此沉淀能在乙醇、三氯甲烷、乙醚或过量盐酸中溶解。	
(七)硫酸链霉素	(1)麦芽酚反应:取本品约 20 mg,加水 5 mL 溶解后,加氢氧化钠试液 0.3 mL,置于水浴中加热 5 min,加硫酸铁胺溶液(取硫酸铁胺 0.1 g,加 0.5 mol/L 硫酸溶液 5 mL 使溶解,即得)0.5 mL,即显紫红色。 (2)取本品约 0.5 mg,加水 4 mL 溶解后,加氢氧化钠溶液 2.5 mL 与 0.1% 的 8-羟基喹啉的乙醇溶液 1 mL,放冷至约 15 ℃,加次溴酸钠试液 3 滴,即显橙红色。	
(八)红霉素	(1)取本品 5 mg,加硫酸 2 mL,缓缓摇匀,即显红棕色。 (2)取本品 3 mg,加丙酮 2 mL 溶解后,加盐酸 2 mL 即显橙黄色,渐变为紫红色,再加三氯甲烷 2 mL 振摇,三氯甲烷层显蓝色。	
(九)氯霉素	取本品 10 mg,加稀乙醇 1mL 溶解后,加 1% 氯化钙溶液 3 mL 与锌粉 50 mg,置于水浴中加热 10 min,取上清液,加苯甲酰氯约 0.1 mL,立即强力振摇 1 min,加三氯化铁试液 0.5 mL 与三氯甲烷 2 mL,振摇,水层显紫红色。	

六、实验注意事项

(1)若供试品为注射剂可直接使用。若为片剂,应先进行处理,再称取适量的样品,照上述方法进行,实验现象应与原料药相同。

(2)SD,SMZ 与硫酸铜试液反应,严格按要求加入碱量,使药品部分溶解,再取上清液进行鉴别实验,可避免氢氧化铜沉淀的干扰。

(3)异烟肼与香草醛的反应,冷后如无结晶析出,可用玻璃棒轻轻摩擦试管内壁,即可析出结晶而变浑浊。

(4)氯霉素的鉴别实验中所用苯甲酰氯有毒,只需加 1 ~ 2 滴即可,且应安排在通风橱中操作。

(5)青霉素钠的性质实验应安排在最后进行,防止个别同学对青霉素有过敏反应。

七、思考题

(1)在青霉素钠的水解实验中,如果加酸过多会出现什么现象?

(2)异烟肼与香草醛反应时,如果不生成黄色结晶该怎么处理?

实验 4

中枢神经系统药物和外周神经系统药物的性质实验

实验学时:2 学时

一、实验目的

(1)掌握几种常用中枢神经系统药物和外周神经系统药物的主要理化性质、反应原理以及在定性鉴别上的应用。

(2)学会应用药物的理化性质进行药物定性鉴别的方法与基本操作。

二、实验原理

1. 苯巴比妥

本品为巴比妥类药物,具有丙二酰脲和苯环结构。

(1)在碳酸钠溶液中与硝酸银试液作用,生成可溶性的一银盐,加入过量的硝酸银试液可生成不溶性的二银盐沉淀。

(2)可与亚硝酸钠-硫酸试液作用,即显橙黄色,随即转橙红色;能与甲醛-硫酸试液作用,交界处产生玫瑰红色。

(3)在吡啶溶液中与铜吡啶试液作用生成紫色沉淀。

(4)在碱性条件下加热水解,生成氨气。

2. 地西泮

本品为苯二氮䓬类药物,具有内酰胺及亚胺结构。

(1)在酸或碱性溶液中,受热易水解,水解产物无芳伯氨基结构。

(2)溶于硫酸后,在紫外光灯(365 nm)下检视,显黄绿色荧光。

(3)遇碘化铋钾试液,即产生橙红色沉淀,放置颜色加深。

3. 艾司唑仑

本品为苯二氮䓬类药物,具有内酰胺及亚胺结构。

(1)在酸或碱性溶液中,受热易水解,水解产物有芳伯氨基结构,可发生重氮化-偶合反应。

(2)溶于硫酸后,在紫外光灯(365 nm)下检视,显天蓝色荧光。

4. 苯妥英钠

(1)本品水溶液加氯化汞试液,可生成白色沉淀,在氨试液中不溶。

(2)在吡啶溶液中与铜吡啶试液作用生成蓝色沉淀。

5. 盐酸氯丙嗪

本品结构中的吩噻嗪环易被氧化,水溶液遇氧化剂时氧化变色。

(1)加硝酸后显红色,渐变淡黄色。

(2)与三氯化铁试液反应,显红色。

6. 盐酸吗啡

本品为生物碱类药物,可与生物碱显色剂反应。

(1)与甲醛硫酸试液反应,显紫堇色(Marquis 反应)。

(2)与钼硫酸试液反应显紫色,继而变为蓝色,最后变为棕绿色(Frohde 反应)。

(3)本品易氧化,与铁氰化钾试液反应,显蓝绿色。

7. 盐酸哌替啶

(1)本品结构中具有吡啶环,显生物碱的性质,与三硝基苯酚生成黄色结晶性沉淀。

(2)与碳酸钠溶液作用,析出游离哌替啶,为油滴状物。

8. 吡拉西坦

本品水溶液加高锰酸钾试液和氢氧化钠试液,溶液呈紫色,渐变为蓝色,最后呈绿色。

9. 溴新斯的明

(1)本品具有氨基甲酸酯结构,与氢氧化钠溶液共热时,酯键可水解生成间二甲氨基苯酚钠及二甲氨基甲酸钠。前者与重氮苯磺酸试液发生偶合反应,生成红色偶氮化合物。

(2)本品为溴化物,与硝酸银试液反应,可生成淡黄色凝乳状沉淀,此沉淀微溶于氨试液,而不溶于硝酸。

10. 硫酸阿托品

(1)本品具有酯的结构,水解生成莨菪酸,可发生 Vitali 反应,即与发烟硝酸共热水解生成的莨菪酸发生硝基化反应,生成三硝基衍生物,遇氢氧化钾的乙醇溶液,分子内双键重排,生成醌型物,初显紫堇色,继而变为暗红色,最后颜色消失。

(2)本品游离体因碱性较强,与氯化汞作用,可析出黄色氧化汞沉淀,加热后转变成红色。

11. 肾上腺素

本品含有邻苯二酚结构,具有较强的还原性。

(1)本品的稀盐酸溶液加过氧化氢试液,煮沸,即显血红色。

(2)遇三氯化铁试液即显翠绿色,加氨试液,即变紫色,最后变为紫红色。

12. 盐酸麻黄碱

本品含有氨基醇结构,其水溶液与碱性硫酸铜试液作用,生成蓝紫色配合物,加乙醚振摇后放置,乙醚层即显紫红色,水层变为蓝色。

13. 重酒石酸去甲肾上腺素

(1)本品的水溶液,加三氯化铁试液即显翠绿色,再缓缓加碳酸氢钠试液,即显蓝色,最后变成红色。

(2)本品加酒石酸氢钾的饱和溶液溶解后,加碘试液,放置后,加硫代硫酸钠试液,溶液为无色或仅显微红色或淡紫色。

(3)本品含有酒石酸,加 10% 氯化钾溶液析出酒石酸氢钾结晶性沉淀。

14. 马来酸氯苯那敏

(1)本品含有马来酸结构,有不饱和双键,加稀硫酸及高锰酸钾试液,红色褪去。

(2)本品结构中有叔胺结构,当与枸橼酸-乙酸酐试液在水浴中加热,呈红紫色。

15. 富马酸酮替芬

(1)本品加硫酸,即显橙黄色,加水,橙黄色消失。

(2)本品分子中含有酮基,加二硝基苯肼试液,置于水浴中加热,溶液产生红色絮状沉淀。

(3)本品分子中的富马酸为不饱和酸,加碳酸钠试液和高锰酸钾试液,红色即褪去,产生棕色沉淀。

16. 盐酸普鲁卡因

(1)本品含有酯的结构,其水溶液加氢氧化钠溶液后游离,析出普鲁卡因白色沉淀,加热酯水解,产生二乙氨基乙醇(蒸气使红色石蕊试纸变蓝)和对氨基苯甲酸钠,放冷,加盐酸酸化,即析出对氨基苯甲酸白色沉淀,此沉淀能在过量的盐酸中溶解。

(2)本品的结构中具有芳香伯胺结构,在稀盐酸中与亚硝酸钠生成重氮盐,加碱性 β-萘酚试液发生偶合反应,生成红色的偶氮化合物。

17. 盐酸利多卡因

(1)本品具叔胺结构,其水溶液加三硝基苯酚试液,即产生复盐沉淀。

(2)本品的水溶液加硫酸铜和碳酸钠试液,即显蓝紫色,加三氯甲烷振摇后放置,三氯甲烷层显黄色。

三、预试、预习

预习 (1)几种常用中枢神经系统药物和外周神经系统药物的主要理化性质。 (2)利用药物的理化性质进行药物定性鉴别的方法。 (3)基本操作过程。 (4)操作注意事项。
预试 摸清实验条件,保证成功率。
准备 实验用品。

四、实验用品

仪器设备	药　品	试　剂	其　他
电热恒温水浴锅、试管、药匙、量杯、烧杯、研钵、漏斗、电热套、试管夹、蒸发皿、紫外光灯	苯巴比妥、地西泮、艾司唑仑、苯妥英钠、盐酸氯丙嗪、盐酸吗啡、盐酸哌替啶、吡拉西坦、溴新斯的明、硫酸阿托品、肾上腺素、盐酸麻黄碱、重酒石酸去甲肾上腺素、马来酸氯苯那敏、富马酸酮替芬、盐酸普鲁卡因、盐酸利多卡因	硫酸、亚硝酸钠、甲醛试液、碳酸钠试液、硝酸银试液、吡啶溶液(1→10)、铜吡啶试液、10%氢氧化钠溶液、红色石蕊试纸、盐酸(1→2)、0.1 mol/L亚硝酸钠溶液、碱性β-萘酚试液、硫酸、氯化汞试液、氨试液、硝酸、三氯化铁试液、甲醛硫酸试液、钼硫酸试液、稀铁氰化钾试液、乙醇、三硝基苯酚试液、盐酸、氯酸钾、氢氧化钠试液、碘试液、稀盐酸、20%氢氧化钠溶液、重氮苯磺酸试液、发烟硝酸、氢氧化钾、氯化钡试液、盐酸溶液(9→1 000)、过氧化氢试液、硫酸铜试液、乙醚、三氯甲烷、酒石酸氢钾的饱和溶液、碘试液、硫代硫酸钠试液、10%氯化钾溶液、枸橼酸-乙酸酐试液、稀硫酸、高锰酸钾试液、二硝基苯肼试液、硫酸铜试液	

五、实验过程

实验内容	实验操作步骤	实验记录
(一)苯巴比妥	(1)取本品约10 mg,加硫酸两滴与亚硝酸钠约5 mg,混合,即显橙黄色,随即转橙红色。 (2)取本品约50 mg,置于试管中,加甲醛试液1 mL,加热煮沸,冷却,沿管壁缓缓加入硫酸0.5 mL,使成两液层,置于水浴中加热,交界处显玫瑰红色。 (3)取本品约0.1 g,加碳酸钠试液1 mL和水10 mL,振摇2 min,滤过,滤液中逐渐加入硝酸银试液,即生成白色沉淀,振摇,沉淀即溶解,继续滴加过量硝酸银,沉淀不再溶解。 (4)取本品约50 mg,加吡啶溶液(1 →10)5 mL,溶解后,加铜吡啶试液1 mL,即生成紫色沉淀。 (5)取本品约50 mg,加10%氢氧化钠溶液2 mL,加热煮沸,产生的气体能使湿润的红色石蕊试纸变蓝。	

续表

实验内容	实验操作步骤	实验记录
(二)地西泮	(1)取本品约10 mg,加盐酸(1→2)10 mL,水浴中缓缓煮沸15 min,放冷,加0.1 mol/L亚硝酸钠溶液4～5滴,充分振摇,再滴加碱性β-萘酚试液数滴,不生成红色偶氮沉淀。 (2)取本品约10 mg,加硫酸3 mL,振摇使溶解,在紫外光灯(365 nm)下检视,显黄绿色荧光。	
(三)艾司唑仑	(1)取本品约10 mg,加盐酸(1→2)15 mL,水浴中缓缓煮沸15 min,放冷,加0.1 mol/L亚硝酸钠溶液4～5滴,充分振摇,再滴加碱性β-萘酚试液数滴,即产生橙红色沉淀,放置色渐变暗。 (2)取本品约1 mg,加硫酸1～2滴,在紫外光灯(365 nm)下检视,显天蓝色荧光。	
(四)苯妥英钠	取本品约0.1 g,加水2 mL溶解后,加氯化汞试液数滴,即生成白色沉淀,在氨试液中不溶。	
(五) 盐酸氯丙嗪	(1)取本品约10 mg,加水溶解后,加硝酸5滴,即显红色,渐变淡黄色。 (2)取本品约10 mg,加水溶解后,加三氯化铁试液数滴,即显红色。	
(六)盐酸吗啡	(1)取本品约1 mg,加甲醛硫酸试液1滴,即显紫堇色。 (2)取本品约1 mg,加钼硫酸试液0.5 mL,即显紫色,继而变为蓝色,最后变为棕绿色。 (3)取本品约1 mg,加水溶解后,加稀铁氰化钾试液1滴,即显蓝绿色。	
(七) 盐酸哌替啶	(1)取本品约50 mg,加乙醇5 mL溶解后,加三硝基苯酚的乙醇溶液(1→30)5 mL,振摇,即生成黄色结晶性的沉淀,放置,滤过,沉淀用水洗净后,在105 ℃干燥2 h,测定熔点为188～191 ℃。 (2)取本品约50 mg,加水5 mL溶解后,加碳酸钠试液2 mL,振摇,即生成油滴状物。 (3)取本品约10 mg,加甲醛硫酸试液1滴,即显橙红色。	

续表

实验内容	实验操作步骤	实验记录
(八)吡拉西坦	取本品0.1 g,置于点滴板上,加水数滴溶解,加高锰酸钾试液和氢氧化钠试液各1滴,搅匀放置,溶液呈紫色,渐变成蓝色,最后呈绿色。	
(九) 溴新斯的明	(1)取本品约1 mg,置于蒸发皿中,加20%氢氧化钠溶液1 mL与水2 mL,置于水浴中蒸干,加水1 mL溶解后,放冷,加重氮苯磺酸试液1 mL,即显红色。 (2)取本品0.5 g,加水10 mL溶解,取该溶液2 mL,滴加硝酸银试液,即生成淡黄色凝乳状沉淀,分离,沉淀能在氨试液中微溶,但在硝酸中几乎不溶。 若供试品为溴新斯的明片,取本品的细粉适量(约相当于溴新斯的明0.1 g),用乙醇浸渍数次,每次10 mL,合并乙醇液,滤过,滤液置于水浴中蒸干,与溴新斯的明项下的鉴别项实验显相同的反应。	
(十) 硫酸阿托品	(1)取本品约10 mg,加发烟硝酸5滴,置于水浴中蒸干,得黄色残渣,放冷,加乙醇2~3滴湿润,加固体氢氧化钾小粒,即显深紫色。 (2)取本品约10 mg,加氯化汞试液,可析出黄色氧化汞沉淀,加热后转变成红色。 (3)取本品0.5 g,加水10 mL溶解,取该溶液2 mL,滴加氯化钡试液,即生成白色沉淀,分离,沉淀在盐酸或硝酸中均不溶解。	
(十一) 肾上腺素	(1)取本品约2 mg,加盐酸溶液(9→1 000)2~3滴溶解后,加水2 mL与三氯化铁试液1滴,即显翠绿色,再加氨试液1滴,即变紫色,最后变成紫红色。 (2)取本品10 mg,加盐酸溶液(9→1 000)2 mL溶解后,加过氧化氢试液10滴,煮沸,即显血红色。	
(十二) 盐酸麻黄碱	(1)取本品约10 mg,加水1 mL溶解后,加硫酸铜试液两滴与20%氢氧化钠溶液1 mL,即显蓝紫色,加乙醚1 mL,振摇后,放置,乙醚层即显紫红色,水层变成蓝色。 (2)取本品约10 mg,加水1 mL完全溶解后,先加氨试液使成碱性,将析出的沉淀滤过除去,取滤液加硝酸使呈酸性,加硝酸银试液,即生成白色凝乳状沉淀,分离,沉淀加氨试液即溶解,再加硝酸,沉淀复生成。	

续表

实验内容	实验操作步骤	实验记录
(十三)重酒石酸去甲肾上腺素	(1)取本品约10 mg,加水1 mL溶解后,加三氯化铁试液1滴,振摇,即显翠绿色;再缓缓加碳酸氢钠试液,即显蓝色,最后变成红色。 (2)取本品约1 mg,加酒石酸氢钾的饱和溶液10 mL溶解后,加碘试液1 mL,放置5 min后,加硫代硫酸钠试液2 mL,溶液为无色或仅显微红色或淡紫色(与肾上腺素的区别)。 (3)取本品约50 mg,加水1 mL溶解后,加10%氯化钾溶液1 mL,在10 min内应析出结晶性沉淀。	
(十四)马来酸氯苯那敏	(1)取本品约10 mg,加枸橼酸-乙酸酐试液1 mL,置于水浴中加热,即显红紫色。 (2)取本品约20 mg,加稀硫酸1 mL,滴加高锰酸钾试液,红色即消失。	
(十五)富马酸酮替芬	(1)取本品约5 mg,加硫酸1滴,即显橙黄色,加水1 mL,橙黄色消失。 (2)取本品约5 mg,加二硝基苯肼试液1 mL,置于水浴中加热,溶液产生红色絮状沉淀。 (3)取本品约0.1 g,加碳酸钠试液5 mL,振摇,滤过,取滤液,滴加高锰酸钾试液4滴,红色即褪去,产生棕色沉淀。	
(十六)盐酸普鲁卡因	(1)取本品约50 mg,加稀盐酸1 mL,振摇使溶解;加0.1 mol/L亚硝酸钠试液数滴,再加碱性β-萘酚试液数滴,即生成红色沉淀。 (2)取本品约0.1 g,加水2 mL溶解后,加10%氢氧化钠溶液1 mL,即生成白色沉淀;加热,变为油状物;继续加热,发生的蒸气能使湿润的红色石蕊试纸变为蓝色;热至油状物消失后,放冷,加盐酸酸化,即析出白色沉淀。 (3)取本品约10 mg,加水2 mL完全溶解后,加稀硝酸1 mL,加硝酸银试液,即生成白色凝乳状沉淀;分离,沉淀加氨试液即溶解,再加硝酸,沉淀复生成。	

续表

实验内容	实验操作步骤	实验记录
(十七)盐酸利多卡因	取本品0.2 g,加水20 mL溶解后,按照以下方法实验: (1)取上述溶液10 mL,加三硝基苯酚试液10 mL,即生成沉淀。 (2)取上述溶液2 mL,加硫酸铜试液0.2 mL与碳酸钠试液1 mL,即显蓝紫色;加三氯甲烷2 mL,振摇后放置,三氯甲烷层显黄色。 (3)取上述溶液5 mL,加稀硝酸1 mL,加硝酸银试液,即生成白色凝乳状沉淀;分离,沉淀加氨试液即溶解,再加硝酸,沉淀复生成。	

六、实验注意事项

(1)若供试品为制剂,应先进行处理,再称取适量的样品,按照上述方法进行,实验现象应与原料药相同;若供试品为注射剂,则可直接取注射液进行实验。

(2)苯巴比妥与10%氢氧化钠溶液共热时易发生暴沸,操作中应特别注意加热部位及振摇,并不得将试管口向人进行加热操作。

(3)硫酸阿托品加发烟硝酸蒸干,不可直火加热蒸干,否则易炭化影响结果。其水浴蒸干操作应在毒气橱中进行。

(4)在重氮化-偶合反应中,为了避免亚硝酸和重氨盐分解,须在低温下进行。实验过程中,必须保持酸性,盐酸的量要多于药物3倍。

(5)盐酸普鲁卡因具有芳香伯胺结构,遇光、铁器可加速其氧化变色。因此,取用时应注意避光和避免接触铁器。

(6)盐酸普鲁卡因水解反应实验,加盐酸酸化时要缓慢加入,如滴加过快,过量的盐酸直接与对氨基苯甲酸生成盐酸盐,而观察不到沉淀现象。

七、思考题

(1)如何用化学方法将苯巴比妥与苯妥英钠区分开?

(2)如何用化学方法将地西泮与艾司唑仑区分开?

(3)能发生Vitali反应的药物具有怎样的结构特点?举例说明有哪些药物。

(4)肾上腺素与盐酸麻黄碱在结构上有什么不同?怎样鉴别它们?

(5)如何区别盐酸普鲁卡因和盐酸利多卡因?

实验 5
心血管系统药物和解热镇痛药及非甾体抗炎药的性质实验

实验学时:2 学时

一、实验目的

(1)掌握常用心血管系统药物、解热镇痛药和非甾体抗炎药物的主要理化性质、反应原理和实验操作方法。

(2)熟悉常用酚类药物的三氯化铁显色反应原理。

(3)熟悉芳香伯胺类药物的重氮化-偶合反应原理。

二、实验原理

1. 硝酸异山梨酯

(1)本品被硫酸破坏生成硝酸,加硫酸亚铁后,生成硫酸氧氮合亚铁,使两液层界面处显棕色环,即

$$2HNO_3 + 6FeSO_4 + 3H_2O \longrightarrow 3Fe_2(SO_4)_3 + 4H_2O + 2NO$$

$$FeSO_4 + NO \longrightarrow Fe(NO)SO_4\text{(呈棕色环)}$$

(2)本品经硫酸水解后,生成亚硝酸,可使儿茶酚生成对亚硝基儿茶酚,在硫酸溶液中生成醌肟,又与过量的儿茶酚缩合成暗绿色靛酚类化合物。

2. 利血平

(1)本品具有吲哚的呈色反应,在醋酸和硫酸溶液中,与对二甲氨苯甲醛作用显绿色,再加冰醋酸则变为红色;本品与香草醛试液反应,显玫瑰红色。

(2)本品具有生物碱的呈色反应,遇钼酸钠硫酸溶液立即显黄色,约 5 min 后变为蓝色。

3. 卡托普利

本品结构中的巯基(—SH) 能与亚硝酸作用,生成红色的亚硝酰硫醇酯,即

$$R—SH + HNO_2 \longrightarrow \underset{\text{(红色)}}{O—N—S—R}$$

4. 盐酸胺碘酮

(1)本品结构中的羰基与 2,4-二硝基苯肼反应,生成黄色胺碘酮-2,4-二硝基苯腙沉淀,实验中的高氯酸为能与醇和水互溶的 2,4-二硝基苯肼的溶剂,不参与反应。

（2）本品加硫酸加热，苯环结构上的碘原子分解逸出紫色的碘蒸气。

5. 阿司匹林

（1）水解反应：阿司匹林分子结构中含有酯键，在碳酸钠试液或氢氧化钠试液中水解生成水杨酸和醋酸，加热时，水解速度加快。用稀盐酸酸化后析出水杨酸白色沉淀，并有醋酸气味。

（2）与三氯化铁反应：阿司匹林分子结构中本身无游离的酚羟基，其水溶液在常温下不与三氯化铁试液显色。但其水解成水杨酸后，具有酚羟基，即可与三氯化铁试液显色。

6. 对乙酰氨基酚

（1）重氮化偶合反应：对乙酰氨基酚化学结构中含有酰胺键，在水解后产生对氨基酚，对氨基酚与亚硝酸钠盐酸酸性条件下生成重氮盐，再与碱性 β-萘酚试液作用下生成猩红色的偶氮化合物沉淀。

（2）与三氯化铁反应：对乙酰氨基酚化学结构中含有游离的酚羟基，可与三氯化铁试液反应显色。

7. 安乃近

（1）显色反应：在安乃近的盐酸溶液中，加入次氯酸钠试液，立即呈蓝色，加热煮沸后变为黄色。

（2）水解反应：本品与稀盐酸共热煮沸后，分解产生具有特臭的甲醛和二氧化硫。

8. 吡罗昔康和美洛昔康

吡罗昔康和美洛昔康的三氯甲烷溶液加三氯化铁试液的显色反应。

三、预试、预习

预习

（1）掌握常用心血管系统药物、解热镇痛药和非甾体抗炎药物的主要理化性质。

（2）熟悉常用酚类药物的三氯化铁显色反应原理。

（3）熟悉芳香伯胺类药物的重氮化-偶合反应原理。

（4）基本操作过程。

（5）操作注意事项。

续表

预试 摸清实验条件,保证成功率。
准备 实验用品。

四、实验用品

仪器设备	药　品	试　剂	其　他
试管、天平、酒精灯漏斗、滤纸、水浴锅、量筒、小烧杯、抽滤瓶、布氏漏斗、真空泵、玻璃漏斗、干燥箱、恒温水浴	硝酸异山梨酯、卡托普利、利血平、盐酸胺碘酮、阿司匹林、对乙酰氨基酚、安乃近、吡罗昔康、美洛昔康	硫酸、硫酸亚铁试液、10% 儿茶酚溶液,乙醇、亚硝酸钠、稀硫酸、香草醛试液、对二甲氨基苯甲醛、0.1% 的钼酸钠硫酸溶液,冰醋酸、2,4-二硝基苯肼高氯酸溶液、碳酸钠试液、稀硫酸、三氯化铁试液、稀盐酸、亚硝酸钠试液、碱性 β-萘酚试液、次氯酸钠、乙醇、三氯甲烷	

五、实验过程

实验内容	实验操作步骤	实验记录
(一)硝酸异山梨酯	(1)取本品约 10 mg,置于试管中,加水 1 mL 与硫酸 2 mL,摇匀使药品溶解,放冷,沿管壁缓缓加硫酸亚铁试液 3 mL,不振摇,使成两液层,界面处出现棕色环。 (2)取本品约 2 mg,加新制的 10% 儿茶酚溶液 3 mL,摇匀后慢慢滴加硫酸 6 mL,溶液变为暗绿色。	
(二)卡托普利	取本品约 25 mg,加乙醇 2 mL 溶解后,加亚硝酸钠结晶少许和稀硫酸 10 滴,振摇,溶液显红色。	
(三)利血平	(1)取本品约 1 mg,加新鲜配制的香草醛试液 0.2 mL,约 2 min 后,显玫瑰红色。 (2)取本品约 0.5 mg,加对二甲氨基苯甲醛 5 mL,冰醋酸 0.2 mL 与硫酸 0.2 mL,混匀,即显绿色;再加冰醋酸 1 mL,转变为红色。	

续表

实验内容	实验操作步骤	实验记录
(三)利血平	(3)取本品约 1 mg,0.1% 的钼酸钠硫酸溶液 0.3 mL,即显黄色,约 5 min 后变为蓝色。	
(四)盐酸胺碘酮	(1)取本品约 20 mg,加乙醇 2 mL 溶解,加 2,4-二硝基苯肼高氯酸溶液(取 2,4-硝基苯肼 1.2 g,加 30% 的高氯酸溶液 50 mL 使溶解)2 mL,加水 5 mL,放置后有黄色沉淀析出。 (2)取本品约 50 mg,加硫酸 1 mL ,微热,即产生碘的紫色蒸气。	
(五)阿司匹林	(1)取本品约 0.5 g,加碳酸钠试液 10 mL,煮沸 2 min 后,放冷,加过量的稀硫酸,立即析出白色沉淀,并产生醋酸的臭气。 (2)取本品约 0.1 g,加水 10 mL, 加三氯化铁试液 3 滴,不显紫堇色;将溶液煮沸,放冷,再加三氯化铁试液 1 滴,溶液即显紫堇色。 若供试品为片剂,则可将片剂碾成细粉,取片粉适量(约相当于阿司匹林 0.1 g),加水 10 mL,加三氯化铁试液 3 滴,不显紫堇色;将溶液煮沸,放冷,再加三氯化铁试液 1 滴,溶液即显紫堇色。 另取片粉适量(约相当于阿司匹林 0.5 g),加碳酸钠试液 10 mL ,振摇后放置 5 min,过滤,取滤液煮沸 2 min,冷却后,加入过量的稀硫酸,立即析出白色沉淀,并产生醋酸臭气。	
(六)对乙酰氨基酚	(1)取本品约 0.1 g,加稀盐酸 5 mL,置于水浴中加热 40 min,放冷,取溶液 0.5 mL ,滴加亚硝酸钠试液 5 滴,摇匀,加水 3 mL 稀释,加碱性 β-萘酚试液 2 mL,振摇,溶液产生红色沉淀。 (2)取本品约 20 mg,加水 2 ~ 3 mL,滴加三氯化铁试液 1 ~ 2 滴,溶液立即呈蓝紫色。若供试品为对乙酰氨基酚片,则可将片剂碾成细粉,取片粉适量(约相当于对乙酰氨基酚 0.5 g),加乙醇 20 mL 分次研磨使乙酰氨基酚溶解,滤过,蒸干,将残渣按照上述两种方法进行实验。	

续表

实验内容	实验操作步骤	实验记录
(七)安乃近	(1)取本品约20 mg,加稀盐酸1 mL溶解后,加次氯酸钠试液2~3滴,产生瞬即消失的蓝色,加热煮沸变成黄色。 (2)取本品约0.2 g.加稀盐酸8 mL溶解后,加热,即产生二氧化硫的臭气,然后发生甲醛的臭气。	
(八)吡罗昔康、美洛昔康	(1)取吡罗昔康约30 mg,加三氯甲烷1 mL溶解后,加三氧化铁试液1滴,即显玫瑰红色。 (2)取美洛昔康约10 mg,加三氯甲烷5 mL溶解后,加三氯化铁试液1滴,振摇,放置后,三氯甲烷层显淡紫红色。	

六、实验注意事项

(1)硝酸异山梨酯在室温及干燥状态下较稳定,但遇强热或撞击下会发生爆炸,实验中须加注意。

(2)因卡托普利具巯基结构,故有类似蒜的特臭味。

(3)若供试药品为片剂,需将片剂研细,取片粉适量,提取滤过,用滤液或残渣进行实验。

(4)实验中,各药物在进行加热时,不能将试管进行直火加热,以防所受热力不均,产生局部温度过高而炭化,使实验结果不准确。

(5)在进行对乙酰氨基酚的实验时,由于该药物对光敏感,且与铁器接触已被氧化变色。因此,在实验中要注意避免接触铁器,并应注意药物要避光密封保存。

(6)在对乙酰氨基酚的重氮化-偶合反应实验中,必须严格遵守操作条件,应将本品在沸水浴中水解完全,再进行重氮化-偶合反应。水解时,不可直火加热,否则会因局部温度过高,而促使本品被氧化或局部炭化,影响反应结果。为避免试剂亚硝酸钠和产物重氮盐的分解,实验应在低温条件下进行,且加入的盐酸要过量,一般为取药量的3倍左右。

七、思考题

(1)心血管系统药物分哪几类?各类有哪些主要药物?

(2)对比阿司匹林和对乙酰氨基酚加入三氯化铁试液后的变化。

(3)保证重氮化-偶合反应发生的反应条件是什么?

实验 6

激素和维生素类药物的性质实验

实验学时:2 学时

一、实验目的

(1)掌握激素类和维生素类药物的主要性质和实验方法。

(2)进一步巩固所学的激素和维生素类药物的主要理化性质,熟悉基本操作。

二、实验原理

(一)激素类药物

(1)具有甾体结构的药物与强酸可发生显色反应。

(2)具有酚羟基的甾体药物与三氯化铁可发生显色反应。

(3)具有 Δ^4-3-酮结构的甾体药物可与异烟肼反应,生成具有颜色的异烟腙。

(4)具有 17-甲酮基结构的甾体药物可与亚硝基铁氰化钠发生显色反应。

(5)具有 17-α-醇酮基结构的甾体药物可还原酒石酸铜,产生红色沉淀。

(6)具有酯键的甾体药物可发生水解反应。

(7)具有乙炔基的甾体药物可与硝酸银试液反应,生成白色银盐沉淀。

(二)维生素类药物

1. 维生素 A

本品可与三氯化锑的氯仿溶液发生显色反应, 即显蓝色,逐渐变为紫红色。

2. 维生素 D_2 和维生素 D_3

本品基本母核结构均为甾体,故具有甾体类药物所共有的显色反应。

3. 维生素 E

本品为醋酸酯,含酚羟基,可发生水解、氧化反应。

4. 维生素 K_3

本品的水溶液中存在与甲萘醌、亚硫酸氢钠间的动态平衡。当遇酸或碱时平衡被破坏,产生甲萘醌沉淀。

5. 维生素 B_1

本品易被氧化剂氧化为硫色素,硫色素溶于正丁醇中显较强的蓝色荧光。

6. 维生素 B_2

本品的水溶液具有黄绿色荧光，可被连二亚硫酸氢钠还原生成溶解性较小的无荧光化合物，该化合物又可被空气中的氧气再氧化生成维生素 B_2，荧光复显。

7. 维生素 B_6

本品 C_3 位羟基的对位未被取代，能与氯亚氨基-2,6-二氯醌试液作用，生成蓝色化合物，继而转为红色。若本品先与硼酸形成配合物，则不能再与上述试液作用显色。

8. 维生素 C

本品结构中含有连二烯醇结构，具有较强的还原性，在碱性条件下能与硝酸银试液发生银镜反应；还可使二氯靛酚钠试液褪色。

三、预试、预习

预习 (1)几种激素类和维生素类药物的主要性质。   (2)应用几种激素类和维生素类药物的主要性质进行定性鉴别的方法。   (3)基本操作过程。   (4)操作注意事项。
预试 摸清实验条件，保证成功率。
准备 实验用品。

四、实验用品

仪器设备	药　品	试　剂	其　他
电子天平、电热恒温水浴锅、试管、药匙、烧杯、滴管、量杯、酒精灯等	雌二醇，己烯雌酚、甲睾酮、黄体酮、醋酸地塞米松、炔雌醇、维生素 A、维生素 D_2、维生素 D_3、维生素 E、维生素 K_3、维生素 B_1、维生素 B_2、维生素 B_6、维生素 C	硫酸、三氯化铁试液、乙醇、硫酸-乙醇(2∶1)、甲醇、亚硝基铁氰化钠、碳酸钠、醋酸铵、异烟肼、稀盐酸、碱性酒石酸铜试液、乙醇制氢氧化钾试液、硫酸溶液(1→2)、三氯甲烷、乙酸酐、无水乙醇、硝酸、氢氧化钾乙醇溶液、三氯化铁、联吡啶溶液、氢氧化钠溶液、铁氰化钾试液、正丁醇、盐酸、10%的氢氧化钠、连二亚硫酸钠、稀盐酸、氨试液、20%的醋酸钠溶液、4%硼酸溶液、氯亚氨基-2,6-二氯醌试液、硝酸银试液、二氯靛酚钠试液	

五、实验过程

实验内容	实验操作步骤	实验记录
(一)雌二醇	取本品约 2 mg，加硫酸 2 mL 溶解，有黄绿色荧光，加三氯化铁试液两滴，呈草绿色，再加水稀释，变为红色。	
(二)己烯雌酚	取本品约 10 mg，加硫酸 1 mL 溶解后，溶液显橙黄色，加水 10 mL 稀释后，颜色消失。	
(三)甲睾酮	甲睾酮取本品数 mL，加硫酸-乙醇(2∶1)1 mL 使溶解，即显黄色并带有黄绿色荧光。	
(四)黄体酮	取本品约 5 mg，置于小试管中，加甲醇 0.2 mL 溶解后，加亚硝基铁氰化钠的细粉约 3 mg，碳酸钠及乙酸铵各约 50 mg，摇匀，放置 30 min，应显蓝紫色。	
(五)醋酸地塞米松	(1)取本品约 10 mg，加甲醇 1 mL，微热溶解后，加入碱性酒石酸铜试液 1 mL 加热，即生成砖红色沉淀。 (2)取本品 50 mg，加乙醇制氢氧化钾试液 2 mL，置于水浴中加热 5 min，放冷，加硫酸溶液(1→2)2 mL，缓缓煮沸 1 min，即发生乙酸乙酯的香气。	

续表

实验内容	实验操作步骤	实验记录
(六)炔雌醇	(1)取本品约 2 mg,加硫酸 2 mL 溶解后,溶液显橙红色,在反射光线下出现黄绿色荧光;将此溶液倒入 4 mL 水中,即生成玫瑰红色絮状沉淀。 (2)取本品约 10 mg,加乙醇 1 mL 溶解后,加硝酸银试液 5 ~6 滴,即生成白色沉淀。	
(七)维生素 A	取本品 1 滴,加三氯甲烷 10 mL,振摇使溶解;取出两滴,加三氯甲烷 2 mL 与 25% 的三氯化锑的三氯甲烷溶液 0.5 mL,即显蓝色,逐渐变为紫红色。	
(八)维生素 D_2	取本品约 0.5 mg,加三氯甲烷 5 mL 溶解后,加乙酸酐 0.3 mL 和硫酸 0.1 mL,振摇,初显黄色,渐变红色,迅即变为紫色,最后变为绿色。	
(九)维生素 D_3	取本品约 0.5 mg,加三氯甲烷 5 mL 溶解后,加乙酸酐 0.3 mL 和硫酸 0.1 mL,振摇,初显黄色,渐变红色,迅即变为紫色、蓝绿色,最后变为绿色。	
(十)维生素 E	(1)取本品约 30 mg,加无水乙醇 10 mL 溶解后,加硝酸 2 mL,摇匀,在 75 ℃加热约 15 min,溶液显橙红色。 (2)取本品约 30 mg,加无水乙醇 10 mL,溶解后,加入 5 滴氢氧化钾乙醇溶液并加热,然后加入 5 ~10 滴三氯化铁振摇,有黄色出现;再加入联吡啶试液振摇,溶液显红色。	
(十一) 维生素 K_3	取本品约 30 mg,加水溶解后分成两份:一份加入氢氧化钠试液,有黄色沉淀析出;另一份加入稀盐酸,有黄色沉淀析出并放出二氧化硫气体。	
(十二) 维生素 B_1	取本品约 5 mg,加氢氧化钠试液 2 mL 溶解后,加铁氰化钾试液 0.5 mL 与正丁醇 5 mL,强力振摇 2 min,放置分层后,上面醇层即显蓝色荧光;加硫酸使成酸性,荧光即消失;再加碱使成碱性,荧光又显出。 如供试品为维生素 B_1 片,则取本品片粉适量,加蒸馏水搅拌使溶,滤过,蒸干滤液,取残渣按照上述方法实验。	

续表

实验内容	实验操作步骤	实验记录
(十三) 维生素 B_2	取本品约 1 mg，加水 100 mL 溶解后，溶液在透射光下显淡黄绿色并有强烈的黄绿色荧光；将溶液分成 3 份：第一份加入盐酸 3 滴，荧光即消失；第二份加 10% 的氢氧化钠，荧光即消失；第三份加入连二亚硫酸氢钠固体少许，摇匀后，黄色即消退，荧光也消失。	
(十四) 维生素 B_6	取本品约 10 mg，加水 100 mL 溶解后，各取 1 mL 分别置于甲乙试管中，各加 20% 醋酸钠溶液 2 mL，甲管加水 1 mL，乙管加入 4% 硼酸溶液 1 mL，混匀，各迅速加氯亚氨基-2,6-二氯醌试液 1 mL，甲管中显蓝色，几分钟后即消失，并转为红色。乙管中不显蓝色。	
(十五) 维生素 C	取本品约 0.2 g，加水 10 mL 溶解后，分成两等份：一份中加入硝酸银试液 0.5 mL，即生成银的黑色沉淀；另一份中加入二氯靛酚钠试液 1 ~ 2 滴，试液的颜色立即消失。 若供试品为片剂，则需取本品片粉适量(约相当于维生素 C 0.2 g)，加水 10mL 振摇使其溶解，滤过，取滤液按照上述方法实验。	

六、实验注意事项

(1)若药品为普通制剂而非原料药时，需先进行处理，再取与原料药等量的样品，按照上述方法进行实验，实验现象应与原料药作比较。

(2)作银镜反应的试管，如试管洗不净，可加硝酸数滴(必要时微热)，即可洗净。

七、思考题

(1)醇溶液为什么不能在酒精灯上明火加热，加热须在水浴锅中进行?

(2)在实验中，观察得到的甾体激素及维生素类药物反应现象与理论现象之间有何差异?为什么会出现这些差异?在以后的实验中应注意哪些问题?

(3)通过实验，要获得较为准确的实验结果应注意哪些问题?

(4)通过实验，可用什么化学方法来区别炔雌醇与维生素 C 两个药物?

(5)维生素 K_3 中当加入氢氧化钠溶液和稀盐酸时，均有析出，试分析两者(黄色沉淀)是否为同一物质。

实验 7

药物的水解和氧化变质实验

实验学时:2 学时

一、实验目的

(1)掌握不同化学结构的药物发生水解反应的原理,了解影响水解反应的外界因素。
(2)掌握不同结构的药物发生氧化反应的原理,了解外界因素对氧化反应的影响。
(3)认识防止药物发生氧化反应所采取的措施的重要性。

二、实验原理

1. 酯类药物的水解反应

酯类药物的水解反应方程式为

$$R_1-\overset{\overset{\displaystyle O}{\|}}{C}-OR_2 + H_2O \rightleftharpoons R_1COOH + R_2OH$$

2. 酰胺类药物的水解反应

酰胺类药物的水解反应方程式为

$$R_1-\overset{\overset{\displaystyle O}{\|}}{C}-NHR_2 + H_2O \rightleftharpoons R_1COOH + R_2NH_2$$

酯类药物的水解反应在酸性和碱性下都可进行,且在碱性下的水解反应速度比酸性条件下的水解反应速度快,并能完全水解。

盐酸普鲁卡因、青霉素钠或青霉素钾、苯巴比妥钠、尼可刹米等药物分子结构中分别具有酯键(或内酯)或酰胺键。因此,可在一定条件下发生水解。

盐酸普鲁卡因的水解产物为二乙氨基乙醇,蒸气能使湿润的红色石蕊试纸变蓝;青霉素钠或青霉素钾发生分子重排生成青霉二酸的白色沉淀;苯巴比妥钠酰胺键水解生成苯基乙基乙硫脲,并进一步分解产生氨气,使湿润的红色石蕊试纸变蓝;尼可刹米水解产生乙二胺和烟酸。

3. 药物的自动氧化过程

药物的自动氧化过程是指药物在空气中被氧气自发引起的游离基链式反应。能发生自动氧化反应的官能团类型主要有以下 5 类：

(1)含有不饱和的碳-碳双键结构的药物易被氧化。

(2)结构中含有酚羟基药物均易被氧化，含酚羟基结构数量越多，越易被氧化。在碱性条件下更易被氧化，氧化产物多为有色化合物。

(3)含芳香伯胺结构的药物易被氧化成有色的醌型化合物、偶氮化合物或氧化偶氮化合物。

(4)具有脂肪性或芳香性巯基的药物均有还原性，因硫原子的电负性小于氧，易失去电子，故巯基比酚羟基或醇羟基更易被氧化。

(5)其他醛类药物由于含有醛基，也能在一定的条件下被氧化成酸。醇羟基通常情况下还原性较弱，但若具有连烯二醇结构或 α-羟基 β 氨基结构的药物，其还原性将增强。此外，吩噻嗪类药物也易被氧化，母核结构被氧化为醌型化合物和亚砜。

4. 影响药物自动氧化的外界因素

1)氧的影响

氧是药物发生自动氧化反应的必需条件，故能发生自动氧化的药物应尽可能地避免和氧接触。

2)光线的影响

光线能促进药物的自动氧化。其原因主要是光能使氧分子由基态转变为激发态，成为活性氧，促进自由基的形成。一般情况下，为了避免药物受光的影响，通常将药物储存在有色玻璃容器或避光容器中。

3)金属离子的影响

金属离子主要来自原料、辅料、容器及溶剂等。它们以微量杂质的形式存在于药物之中。常见的有 Cu^{2+}，Fe^{3+}，Pb^{2+}，Mn^{2+} 等，这些金属离子可促进药物的自动氧化。

为避免金属离子的影响，通常在药物中加入适量的金属配合剂，如乙二胺四乙酸二钠(EDTA-2Na)，以减少金属离子的含量，从而增加药物的稳定性。

4)温度的影响

一般情况下，若温度升高，则化学反应速度加快。因此，易发生自动氧化的药物在生产和储存过程中应选择适当的温度条件，以防止自动氧化反应的发生。

5)溶液酸碱性的影响

药物的自动氧化反应受溶液酸碱性的影响，且有些药物的自动氧化反应需要氢离子或氢氧根离子的参与。

对氨基水杨酸钠经氧化脱羧后生成间氨基酚，可进一步氧化成红棕色的醌型化合物。

盐酸异丙肾上腺素或重酒石酸去甲肾上腺素分子中具有邻苯二酚结构，易被氧化成不同颜色的醌型化合物。

维生素 C 结构中含有连烯二醇结构极易被氧化成黄色的糠醛。

盐酸氯丙嗪分子中具有吩噻嗪环的结构，可被氧化成红色的醌型化合物。

三、预习、预试

<table>
<tr><td>预习
(1)不同化学结构的药物发生水解反应的原理。

(2)不同化学结构的药物发生氧化反应的原理。

(3)如何测定。

(4)操作注意事项。</td></tr>
<tr><td>预试
摸清实验条件,保证成功率。</td></tr>
<tr><td>准备
实验用品。</td></tr>
</table>

四、实验用品

仪器设备	药　品	试　剂	其　他
电热恒温水浴锅、试管、红色石蕊试纸、滴管等	盐酸普鲁卡因、青霉素钠或青霉素钾、苯巴比妥钠、尼可刹米、对氨基水杨酸钠、盐酸异丙肾上腺素或重酒石酸去甲肾上腺素、维生素C、盐酸氯丙嗪等	10%氢氧化钠溶液、稀盐酸、3%过氧化氢溶液、2%亚硫酸钠溶液、硫酸铜试液、0.05 mo/L乙二胺四乙酸二钠溶液等	

五、实验过程

实验内容	实验操作步骤	实验记录
(一)盐酸普鲁卡因的水解实验	(1)取盐酸普鲁卡因约0.1 g,加水3 mL使其溶解,将一条湿的红色石蕊试纸盖于试管口,在沸水浴中加热,红色石蕊试纸不变色。 (2)取盐酸普鲁卡因约0.1 g,加水3 mL使其溶解,加入10%氢氧化钠溶液1 mL,将一条湿的红色石蕊试纸盖于试管口,在沸水浴中加热,红色石蕊试纸变成蓝色。	
(二)青霉素钠或青霉素钾的水解实验	(1)取青霉素钠或青霉素钾约0.1 g,加水5 mL使其溶解,观察溶液的澄清度,放置2 h,观察溶液是否有浑浊及颜色。 (2)取青霉素钠或青霉素钾约0.1 g,加水5 mL使其溶解,加稀盐酸两滴,有白色沉淀产生。	
(三)苯巴比妥钠的水解实验	(1)取苯巴比妥钠0.1 g,加水5 mL使其溶解,观察溶液的澄清度,放置2 h,观察溶液是否有浑浊。 (2)取苯巴比妥钠0.1 g,加入10%氢氧化钠溶液5 mL,将一条湿的红色石蕊试纸盖于试管口,在沸水浴中加热,石蕊试纸变成蓝色并有氨气的臭味。	
(四)尼可刹米的水解实验	(1)取尼可刹米10滴,加水3 mL,将一条湿的红色石蕊试纸盖于试管口,在沸水浴中加热,红色石蕊试纸不变色。 (2)取尼可刹米10滴,加水3 mL,加入10%氢氧化钠溶液3 mL,将一条湿的红色石蕊试纸盖于试管口,在沸水浴中加热,红色石蕊试纸变成蓝色并有二乙胺的臭味。	
(五)对氨基水杨酸钠、盐酸异丙肾上腺素或重酒石酸去甲肾上腺素、维生素C、盐酸氯丙嗪的氧化变质实验	(1)分别将对氨基水杨酸钠0.5 g,盐酸异丙肾上腺素或重酒石酸去甲肾上腺素0.5 g、维生素C 0.25 g、盐酸氯丙嗪50 mg置于50 mL锥形瓶中,加水30 mL振摇,使其溶解。用移液管将4种药品各分别取出5 mL于具塞的试管中成5份,将每种药物编号,各成1—5号备用。 (2)将上述4种药品的1号管,同时去掉试管的塞子,在空气中置于日光下直射,观察并记录各药品的颜色的变化。	

续表

实验内容	实验操作步骤	实验记录
(五)对氨基水杨酸钠、盐酸异丙肾上腺素或重酒石酸去甲肾上腺素、维生素 C、盐酸氯丙嗪的氧化变质实验	(3)将上述 4 种药品的 2 号管,分别加入 3% 过氧化氢溶液 1 mL,同时放入沸水浴中加热,观察并记录各药品在 5,20,60 min 时的颜色变化。 (4)将上述 4 种药品的 3 号管,分别加入 2% 亚硫酸钠溶液 2 mL 后,再分别加入 3% 过氧化氢溶液 1 mL,同时放入沸水浴中加热,观察并记录各药品在 5,20,60 min 时的颜色变化。 (5)将上述 4 种药品的 4 号管,分别加入硫酸铜试液两滴,观察并记录各药品的颜色的变化。 (6)将上述 4 种药品的 5 号管,分别加入 0.05 mol/L 乙二胺四乙酸二钠溶液 2 mL 后,再分别加入硫酸铜试液两滴,观察并记录各药品的颜色的变化。	

六、实验注意事项

(1)盐酸普鲁卡因的水解实验操作步骤(2)中,当加入 10% 氢氧化钠溶液后将会产生游离的普鲁卡因白色沉淀。

(2)在本实验中有青霉素过敏史者应特别注意。

(3)本实验中的各单项实验均应平行操作,即相同的试剂及加入剂量、相同的反应条件及时间等。

七、思考题

(1)苯巴比妥钠的水解实验操作步骤(1)中,为什么放置以后溶液变浑浊?

(2)哪些结构类型的药物在一定条件下容易发生水解反应?影响药物水解变质的外界因素有哪些?

实验 8

药物在输液中的稳定性观察及药物的配伍变化实验

实验学时:2 学时

一、实验目的

(1)通过本次实验,熟悉一些常见药物相互配伍或与输液配伍时的化学反应。能分析配伍变化原因,并有的放矢地找到相应的防范措施。

(2)进一步树立安全用药意识,多措并举,确保临床用药安全有效。

二、实验原理

注射给药为临床常用给药途径,约占用药总量的50%,其中又以静滴给药最为常用。临床上经常出现联合注射给药,选择适宜的溶剂、药物合并后的相互作用和配伍禁忌都是临床使用中应注意的。从化学角度看,有的药物相互作用,可出现浑浊、沉淀、变色及活性降低。

人体血液有一定的渗透压,血细胞才能保持一定的形状 。如果血液的渗透压太高,血细胞内液外流,细胞变扁;如果渗透压太低,会使用细胞内吸水膨胀,到达一定限度,就会破裂造成溶血现象。因此,输液的液体应与血液的渗透压相当或略高。0.9% NaCl 溶液和5%的葡萄糖为等渗液,最适合作为药物的溶剂。但它们还有其各自的特点:

(1)氯化钠溶液为中性溶液,pH 值为7,酸性或碱性环境下不稳定。青霉素类和头孢菌素类,最适合选择这种中性溶液。

(2)葡萄糖的化学结构含有多个羟基,具有弱的酸性,葡萄糖液的 pH 值为3.2~5.5,适合作大部分药品的溶剂,但青霉素类、头孢菌素类、氨茶碱以及其他生物碱药物,会被破坏或中和而失效。

(3)葡萄糖氯化钠也是等渗溶液,内含有5%葡萄糖和0.9%的氯化钠,pH 值为3.5~5.5,也属于偏酸性的液体,因是复方成分,有热量又有电解质,故更适合需要补充电解质的患者使用。

临床中常用的药物大多为强酸弱碱盐或强碱弱酸盐,易发生水解反应产生沉淀而失效。例如,苯巴比妥钠、青霉素钠、苯妥英钠、磺胺嘧啶钠等。

有些药物结构中含有易氧化官能团,如盐酸肾上腺素的酚羟基、盐酸氯丙嗪的吩噻嗪环、维生素 C 的连烯二醇等,在酸性溶液中稳定。遇到碱性药物或含重金属离子药物时易被氧化变色。

头孢曲松钠与钙剂配伍时易产生沉淀，对人体有毒副作用；四环素与钙剂配伍时生成配位化合物，影响钙剂的吸收。因此，这类药物禁与钙剂配伍。

三、预习、预试

预习 (1)熟悉一些常见药物相互配伍或与输液配伍时的化学反应。 (2)分析一些常见药物相互配伍或与输液配伍发生变化原因。 (3)如何测定。 (4)操作注意事项。
预试 摸清实验条件，保证成功率。
准备 实验用品。

四、实验用品

仪器设备	药　品	试　剂	其　他
电子天平、试管、药匙、烧杯、滴管、量杯等	注射用苯巴比妥钠、盐酸氯丙嗪注射液、注射用青霉素钠、盐酸肾上腺素注射液、盐酸普鲁卡因注射液、盐酸利多卡因注射液、硫酸阿托品注射液、5%葡萄糖注射液、0.9%氯化钠注射液、磺胺嘧啶钠、维生素C注射液、注射用头孢曲松钠、注射用盐酸四环素、氯化钙注射液、葡萄糖酸钙注射液	稀盐酸、1mol/L盐酸溶液、1mol/L氢氧化钠溶液	

五、实验过程

实验内容	实验操作步骤	实验记录
(一)易水解药物配伍变化	1. 注射用苯巴比妥钠 (1)取本品约0.1 g,加5%葡萄糖注射液5 mL振摇溶解,观察并记录现象。 (2)取本品约0.1 g,加0.9%氯化钠注射液5 mL振摇溶解,将上述溶液分为两份:一份中加入稀盐酸溶液2 mL,摇匀;另一份中加入盐酸普鲁卡因注射液2 mL,摇匀。分别于10,20,30,60 min后观察并记录现象。 2. 注射用青霉素钠 (1)取本品约0.1 g,加5%葡萄糖注射液5 mL振摇溶解,观察并记录现象。 (2)取本品约0.1 g,加0.9%氯化钠注射液5 mL振摇溶解,将上述溶液分为两份:一份中加入稀盐酸溶液2 mL,摇匀;另一份中加入盐酸普鲁卡因注射液2 mL,摇匀。分别于10,20,30,60 min后观察并记录现象。 3. 硫酸阿托品注射液 (1)取本品2 mL置于一支洁净的试管中,加入5%葡萄糖注射液2 mL,摇匀,将上还溶液分成两份:一份中加入1 mol/L的HCl溶液1 mL,摇匀;另一份中加入磺胺嘧啶钠约0.05 g,摇匀。分别于10,20,30,60 min后观察并记录现象。 (2)取本品2 mL置于一支洁净的试管中,加入0.9%氯化钠注射液2 mL,摇匀,将上述溶液分成两份:一份中加入1 mol/L的HCl溶液1 mL,摇匀;另一份中加入磺胺嘧啶钠约50 mg,摇匀。分别于10,20,30,60 min后观察并记录现象。 4. 盐酸利多卡因注射液 (1)取本品2 mL置于一支洁净的试管中,加入5%葡萄糖注射液2 mL,摇匀,将上述溶液分成两份:一份中加入1 mol/L的HCl溶液1 mL,摇匀;另一份中加入磺胺嘧啶钠约0.05 g,摇匀。分别于10,20,30,60 min后观察并记录现象。 (2)取本品2 mL置于一支洁净的试管中,加入0.9%氯化钠注射液2 mL ,摇匀,将上述溶液分成两份:一份中加入1 mol/L的HCl溶液1 mL,摇匀;另一份中加入磺胺嘧啶钠约0.05 g,摇匀。分别于10,20,30,60 min后观察并记录现象。	

续表

实验内容	实验操作步骤	实验记录
(二)易氧化药物配伍变化	1.维生素C注射液 (1)取本品2 mL置于一支洁净的试管中,加入5%葡萄糖注射液2 mL,摇匀,观察是否稳定。将上述溶液分成两份:一份中加入1 mol/L的NaOH溶液1 mL,摇匀;另一份中加入苯巴比妥钠约0.05 g,摇匀。分别于10,20,30,60 min后观察并记录现象。 (2)取本品2 mL置于一支洁净的试管中,加入0.9%氯化钠注射液2 mL,摇匀,观察是否稳定。将上述溶液分成两份:一份中加入1 mol/L的NaOH溶液1 mL,摇匀;另一份中加入苯巴比妥钠约0.05 g,摇匀。分别于10,20,30,60 min后观察并记录现象。 2.盐酸氯丙嗪注射液 (1)取本品2 mL置于一支洁净的试管中,加入5%葡萄糖注射液2 mL,摇匀,观察是否稳定。将上述溶液分成两份:一份中加入1 mol/L的NaOH溶液1 mL,摇匀,10 min后观察并记录现象;另一份中加入苯巴比妥钠约0.05 g,摇匀。分别于10,20,30,60 min后观察并记录现象。 (2)取本品2 mL置于一支洁净的试管中,加入0.9%氯化钠注射液2 mL,摇匀,观察是否稳定。将上述溶液分成两份:一份中加入1 mol/L的NaOH溶液1 mL,摇匀,10 min后观察并记录现象;另一份中加入苯巴比妥钠约0.05 g,摇匀。分别于10,20,30,60 min后观察并记录现象。	
(三)其他配伍变化	1.注射用头孢曲松钠 (1)取本品约0.1 g,加5%葡萄糖注射液5 mL振摇溶解,观察是否稳定。将上述溶液分成两份:一份中加入$CaCl_2$注射液2 mL,振摇;另一份中加入葡萄糖酸钙注射液2 mL,振摇。分别于10,20,30,60 min后观察并记录现象。 (2)取本品约0.1 g,加0.9%氯化钠注射液5 mL振摇溶解,观察是否稳定。将上述溶液分成两份:一份中加入$CaCl_2$注射液2 mL,振摇;另一份中加入葡萄糖酸钙注射液2 mL,振摇。分别于10,20,30,60 min后观察并记录现象。	

续表

实验内容	实验操作步骤	实验记录
(三)其他配伍变化	2. 注射用盐酸四环素 (1)取本品0.1 g置于一支洁净的试管中,加入5%葡萄糖注射液2 mL,振摇溶解,观察是否稳定。将上述溶液分成两份:一份中加入 $CaCl_2$ 注射液2 mL,摇匀;另一份中加入葡萄糖酸钙注射液2 mL,摇匀。分别于10,20,30,60 min后观察并记录现象。 (2)取本品0.1 g置于一支洁净的试管中,加入0.9%氯化钠注射液2 mL,振摇溶解,观察是否稳定。将上述溶液分成两份:一份中加入 $CaCl_2$ 注射液2 mL,摇匀;另一份中加入葡萄糖酸钙注射液2 mL,摇匀。分别于10,20,30,60 min后观察并记录现象。	

六、实验注意事项

(1)易氧化药物配伍变化实验中,可通过与原液对照,观察氧化后的颜色变化。

(2)有青霉素过敏史的同学应注意。

(3)在实验过程中,同学们一定要仔细观察每一步实验现象,并通过认真仔细的纵向或横向对比,发现问题,分析问题,解决问题。

七、思考题

(1)强酸弱碱盐、强碱弱酸盐分别与哪类药物配伍易生成沉淀?请举例说明。同时为防止沉淀的生成,在配伍使用时应注意采取什么措施?

(2)易氧化药物配伍时应注意什么?

(3)影响药物水解变质的外界因素有哪些?在使用这些药物时应注意怎样防范?

(4)作为药师,在临床遇到药物配伍变化时应如何处置?

实验 9

磺胺醋酰钠的合成

实验学时:2 学时

一、实验目的

(1)掌握磺胺醋酰钠的制备原理和精制方法。

(2)理解药物合成中反应条件(如 pH 值、温度等)的重要性。

(3)掌握利用药物理化性质的差异分离纯化产品的操作技术。

二、实验原理

对氨基苯磺酰胺(简称磺胺)分子中的磺酰胺氮 N_1 和对位苯环上氨基氮 N_4 均可被乙酰化。当 N_1 成单钠盐离子型时,反应活性增强,可主要乙酰化于 N_1 上,故可在氢氧化钠和乙酸酐交替加料,控制 pH 12 ~ 13,保持 N_1 为钠盐时来制取磺胺醋酰钠,即

$$H_2N\text{—}C_6H_4\text{—}SO_2NH_2 \xrightarrow{NaOH} H_2N\text{—}C_6H_4\text{—}SO_2NHNa \xrightarrow[pH\ 12\sim13]{(CH_3CO)_2O,\ NaOH}$$

$$H_2N\text{—}C_6H_4\text{—}SO_2N(Na)COCH \xrightarrow[pH\ 4\sim5]{HCl} H_2N\text{—}C_6H_4\text{—}SO_2NHCOCH_3 \xrightarrow[pH\ 7\sim8]{NaOH}$$

$$H_2N\text{—}C_6H_4\text{—}SO_2N(Na)COCH_3$$

三、预习、预试

预习

(1)磺胺醋酰钠的制备原理。

(2)药物合成中反应的条件。

续表

(3)基本操作过程。   (4)操作注意事项。
预试 摸清实验条件,保证成功率。
准备 实验用品。

四、实验用品

仪器设备	药　品	试　剂	其　他
搅拌机、温度计、球形冷凝管、250 mL 三颈瓶、电热恒温水浴锅、量杯、烧杯、抽滤瓶、布氏漏斗	磺胺、盐酸、氢氧化钠、乙酸酐、活性炭	22.5% 氢氧化钠溶液、77% 氢氧化钠溶液、10% 盐酸	

五、实验过程

实验内容	实验操作步骤	实验记录
(一)磺胺醋酰粗品的制备	1. 反应 在附有搅拌装置、温度计、回流冷凝管的 250 mL 三颈瓶中,加入磺胺 17.2 g,搅拌下加 22.5% 氢氧化钠溶液 22 mL。继续搅拌,水浴逐渐升温至 50 ~ 55 ℃,待物料溶解后加入 3.5 mL 乙酸酐,5 min 后加入 77% 的氢氧化钠溶液 2.5 mL,每隔 5 min 将剩余的 10 mL 乙酸酐与 77% 氢氧化钠溶液 10 mL 以每次各 2 mL 交替加入,始终维持反应液 pH 值为 12 ~ 13。加料期间反应液温度保持 50 ~ 55 ℃。加料完毕,继续搅拌反应 30 min,反应结束。	

续表

实验内容	实验操作步骤	实验记录
(一)磺胺醋酰粗品的制备	2. 除去未反应的磺胺 将反应液倾入 250 mL 烧杯中,加水 30 mL 稀释,以浓盐酸调节 pH 值至 7 于冰水浴中放冷,不时搅拌,析出未反应原料磺胺,过滤,滤饼弃去。 3. 粗品与脱色 滤液转移到 250 mL 烧杯中,玻璃棒搅拌下滴加浓盐酸调节 pH 值为 4 ~5,有固体析出,过滤,将滤饼压紧抽干,称湿品质量,以 3 倍量 10% 的盐酸溶解滤饼,放置30 min。过滤,不溶物弃之。滤液中加少量的活性炭室温脱色 10 min,过滤。滤液再以 22.5% 的氢氧化钠溶液调节 pH 值至 5,析出磺胺醋酰粗品,过滤,尽量抽干,滤饼为磺胺醋酰的粗品,称湿品质量。	
(二)磺胺醋酰的精制	将上述得到的磺胺醋酰粗品以 10 倍量的水加热,使产品溶解,趁热过滤。滤液放冷,慢慢析出结晶,抽滤,干燥,得磺胺醋酰精品。熔点为 179 ~182 ℃。	
(三)磺胺醋酰钠的制备	将上述所得磺胺醋酰精品移入 100 mL 烧杯中,以少量水浸润后,于水浴中加热至 90℃,用滴管滴加 22.5% 的氢氧化钠至 pH7 ~8 恰好溶解,趁热滤过,滤液转移至烧杯中,放冷析出晶体,过滤得晶体,干燥,得磺胺醋酰钠纯品。	

六、实验注意事项

(1)在实验中,溶液 pH 值的调节是反应能否成功的关键,应小心注意,否则实验会失败或收率降低。

(2)反应过程中,滴加乙酸酐和氢氧化钠溶液是交替进行的,每滴完一种溶液后,让其反应 5 min 后,再滴加另一种溶液。

(3)在碱性条件下,磺胺与乙酸酐发生乙酰化反应,生成主要产物磺胺醋酰钠盐,杂质为未参加反应的磺胺钠盐和双乙酰磺胺钠盐。根据三者酸性强弱差别,通过调节 pH 而达到分离提纯的目的,最后得到产品。

(4)将磺胺醋酰制成钠盐时,应严格控制 22.5% NaOH 溶液的用量,按计算量滴加。

(5)本实验中,22.5% 氢氧化钠溶液和 77% 氢氧化钠溶液配制方法分别为 22.5 g 和 77 g 氢氧化钠加水 100 mL 使溶解。

七、思考题

(1)反应中为什么会生成双乙酰磺胺钠盐?

(2)磺胺醋酰钠的合成中,为什么乙酸酐和氢氧化钠交替滴加?

(3)精制过程中,pH 值为 7 时析出的固体是什么? pH 值为 4 ~5 时析出的固体是什么? 10% 盐酸中的不溶物是什么?

(4)磺胺醋酰钠的制备中为什么调节 pH 值为 7 ~8 ?

(5)磺胺醋酰钠的制备中,采用 22.5% NaOH 溶液与磺胺醋酰成盐,因磺胺醋酰钠易溶于水,该步骤所得产率较低。能否根据磺胺醋酰钠的物理性质,设计新的重结晶溶媒及精制方法?

(6)磺胺类药物有哪些理化性质? 如何利用药物的理化性质进行药物鉴别?

实验 10 苯妥英钠的合成

实验学时:2 学时

一、实验目的

(1)学习安息香缩合反应的原理和应用维生素 B_1 为催化剂进行反应的实验方法。
(2)学习有害气体的排出方法。
(3)学习二苯羟乙酸重排反应的机制。
(4)掌握用重结晶精制化学品的实验方法。

二、实验原理

苯妥英钠通常用苯甲醛为原料,经安息香缩合,生成二苯乙醇酮(安息香),随后氧化为二苯乙酮,再在碱性醇液中与脲缩合、重排制得。其反应式为

CHO $\xrightarrow[NaOH]{VB_1}$ OH O $\xrightarrow{HNO_3}$ O O $\xrightarrow{NH_2CONH_2}$ HN OH N O $\xrightarrow{NaOH}$ HN ONa N O

三、预习、预试

预习

(1)安息香缩合反应的原理和应用维生素 B_1 为催化剂进行反应的实验方法。

(2)二苯羟乙酸重排反应的机制。

续表

(3)基本操作过程。   (4)操作注意事项。
预试 摸清实验条件,保证成功率。
准备 实验用品。

四、实验用品

仪器设备	药　品	试　剂	其　他
烧杯、量筒、三颈瓶、锥形瓶、抽滤瓶、恒压滴液漏斗、布氏漏斗、球形冷凝管、玻璃棒、温度计、漏斗、旋转蒸发仪、真空干燥箱、磁力搅拌器	苯甲醛、维生素 B_1、活性炭	氢氧化钠、硝酸、三氯化铁、尿素、浓盐酸、二苯乙醇酮	

五、实验过程

实验内容	实验操作步骤	实验记录
(一)安息香的制备	取蒸馏水 30 mL、无水乙醇 60 mL,在 250 mL 锥形瓶中混合均匀,冰浴。30 min 后加入维生素 B_1(6.0 g,19.9 mmol),搅拌至溶解;取冰浴后的 2 mol/L NaOH 22.5 mL,使用恒压滴液漏斗滴入维生素 B_1 反应液,5min 滴加完毕;快速加入新蒸馏的苯甲醛(22.5 mL,220.8 mmol),冰浴下继续搅拌,薄层色谱检测反应完全后,静置;2 d 后反应液析出大量淡黄色针状晶体,布氏漏斗抽滤,滤饼用冰水 20 mL 洗涤 4 次;收集晶体,加热搅拌下分批加入 95% 乙醇,致固体恰好全部溶解。室温冷却后抽滤,滤饼使用少量冰水洗涤。收集滤饼置于真空干燥箱中干燥,得乳白色安息香晶体。	

续表

实验内容	实验操作步骤	实验记录
(二)二苯乙二酮的制备	取装有转子、温度计、球形冷凝器(顶端设置尾气吸收装置)的250 mL三颈瓶,投入二苯乙醇酮(8 g,37.69 mmol)、稀硝酸:水=1:0.6(20 mL),逐渐升高温度至沸腾,反应2h。搅拌下将反应液倒入150mL冰水中,继续搅拌有黄色晶体析出,抽滤,滤饼用少量冰水洗涤,真空干燥,得黄绿色的块状二苯乙二酮粗品。	
(三)苯妥英的制备	取装有转子、温度计、球形冷凝器的250 mL三颈瓶,投入二苯乙二酮(4 g,19.03 mmol)、尿素(1.5 g,24.97 mmol)、20% NaOH 12 mL、50%乙醇20 mL,回流反应50 min,冷却后,将反应液倒入120 mL冷水中,得乳黄色混悬液,加入适量活性炭,水浴(70 ℃)搅拌脱色15 min,冷却后抽滤,滤除黄色的二苯乙炔二脲沉淀。滤液用15%盐酸调节pH值为6,放置析出结晶,抽滤,结晶用少量水洗,得白色苯妥英粗品。熔点为295~299 ℃。	
(四)苯妥英钠(成盐)的制备与精制	将与苯妥英粗品等摩尔的NaOH(先用少量蒸馏水将固体NaOH溶解)置于100 mL烧杯中后,加入苯妥英粗品,水浴加热至40 ℃,使其溶解,加活性炭少许,在60 ℃下搅拌加热5 min,趁热抽滤,在蒸发皿中将滤液浓缩至原体积的1/3。冷却后析出结晶,抽滤。沉淀用少量冷的95%乙醇-乙醚(1:1)混合液洗涤,抽干,得苯妥英钠,真空干燥,称重,计算收率。	

六、实验注意事项

(1)硝酸为强氧化剂,使用时应避免与皮肤接触。硝酸氧化反应产生大量二氧化氮,反应中应设置尾气吸收装置。

(2)苯妥英钠易溶于水和乙醇,洗涤时应少用溶剂,并且干燥后密封保存。

(3)二苯基乙二酮易结块,在冷却析晶时应用玻璃棒搅动,防止结成大块,包进杂质。

(4)制备钠盐时,水量稍多可使收率受到明显影响,要严格按比例加水。

七、思考题

(1)安息香氧化除用硝酸外,还可用什么氧化剂?

(2)本实验过程中,产品精制的原理是什么?

实验 11

阿司匹林的合成

实验学时:2 学时

一、实验目的

(1)熟悉酰化反应的原理及基本操作。
(2)掌握重结晶、抽滤和熔点测定等基本方法。

二、实验原理

乙酸酐在硫酸催化下形成乙酰正离子,进攻水杨酸上的酚羟基,生成阿司匹林,即

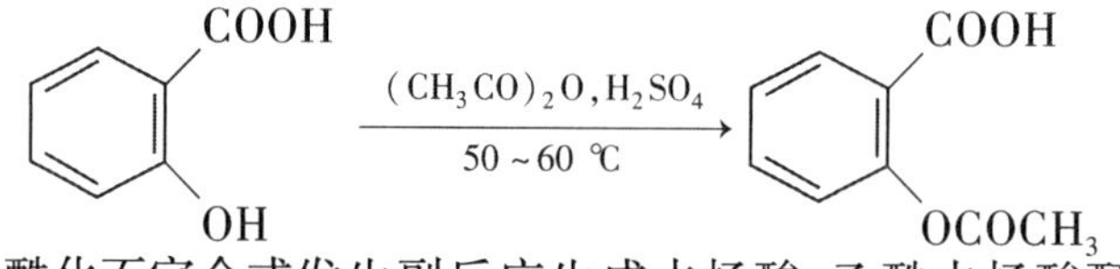

$$\text{(邻羟基苯甲酸: } C_6H_4(COOH)(OH)) \xrightarrow[50 \sim 60\ ^\circ C]{(CH_3CO)_2O,\ H_2SO_4} \text{(邻乙酰氧基苯甲酸: } C_6H_4(COOH)(OCOCH_3))$$

合成过程中,乙酰化不完全或发生副反应生成水杨酸、乙酰水杨酸酐、多聚物等产物,粗品用重结晶方法纯化。

三、预习、预试

预习

(1)熟悉酰化反应的原理。

(2)重结晶、抽滤和熔点测定等基本方法。

(3)基本操作过程。

续表

(4)操作注意事项。
预试 摸清实验条件,保证成功率。
准备 实验用品。

四、实验用品

仪器设备	药品	试剂	其他
锥形瓶(50 mL,100 mL,150 mL)、量筒(50 mL,100 mL)、布氏漏斗、抽滤瓶、恒温水浴锅	水杨酸(CP)、乙酸酐(CP)	98%浓硫酸(CP)、无水乙醇(CP)	

五、实验过程

实验内容	实验操作步骤	实验记录
(一)酰化	在 150 mL 锥形瓶中,分别加入水杨酸 6.0 g、乙酸酐 9 g,滴加浓硫酸 4 滴,轻轻振摇,使水杨酸溶解。将锥形瓶放在水浴锅上恒温 50 ~ 60 ℃,轻轻振摇 10 min。若已析出结晶,仍于 50 ~ 60 ℃水浴中反应 10 min,冷却至室温,待结晶析出后,加纯化水 90 mL,用玻璃棒轻轻搅拌,继续冷却至大量结晶完全析出。	
(二)抽滤	将布氏漏斗安装在吸滤瓶上,先湿润滤纸,再开减压泵将滤纸抽紧,将上述结晶溶液慢慢倾入漏斗,抽滤,得到固体,用约 18 mL 纯化水分 3 次快速洗涤,压紧抽干得到粗品。	

续表

实验内容	实验操作步骤	实验记录
(三)精制	将粗品阿司匹林置于 50 mL 锥形瓶中,加无水乙醇 18 mL,于水浴上微热溶解;同时,在 100 mL 锥形瓶中加纯化水 48 mL,加热至 60 ℃。将粗品乙醇溶液倒入热水中,如有颜色,加少量活性炭脱色,趁热过滤。滤液放置,自然冷却至室温,慢慢析出白色针状结晶,滤过,用 50% 乙醇 5 mL 洗涤两次,抽干并干燥,即得精品。测定熔点,计算产率。	

六、实验注意事项

(1)酰化反应为无水操作,仪器必须干燥无水。水浴加热时,应避免水蒸气进入锥形瓶内,同时反应温度不宜过高,否则会增加副产物的生成。

(2)析出结晶一定要充分放冷。

(3)精制时,抽滤应快速、趁热。

(4)阿司匹林熔点为 135~138 ℃,测定时应将反应液加热至 130 ℃后,立即放入样品,快速测定,防止阿司匹林受热分解,产生多种物质使熔点下降。

七、思考题

(1)酰化反应中,仪器不干燥对反应有何影响?

(2)总结阿司匹林制备实验中导致产率降低的原因。

(3)分析本实验过程中可能产生的杂质有哪些?用什么方法除去?

(4)重结晶时,为什么选用 50% 乙醇为溶剂?在精制过程中,为什么滤液要自然冷却?快速冷却会出现什么现象?

实验 12 对乙酰氨基酚的合成

实验学时:2 学时

一、实验目的

(1)掌握对乙酰氨基酚的制备及精制方法。
(2)掌握易被氧化产品的重结晶精制方法。
(3)了解对氨基酚的氨基的选择性乙酰化而保留酚羟基的方法。

二、实验原理

用计算量的乙酸酐与对氨基酚在水中反应可迅速完成 N 乙酰化而保留酚羟基。其反应式为

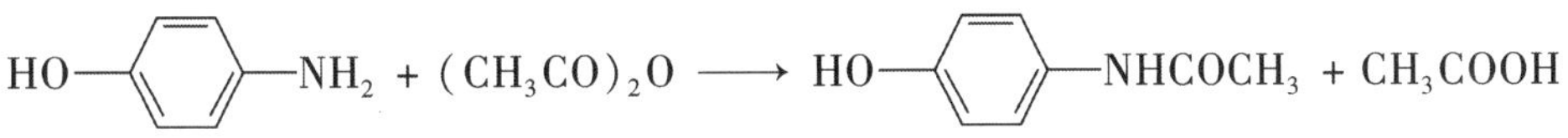

$$HO-C_6H_4-NH_2 + (CH_3CO)_2O \longrightarrow HO-C_6H_4-NHCOCH_3 + CH_3COOH$$

副反应为

$$HO-C_6H_4-NH_2 \xrightarrow{[O]} O=C_6H_4-NH_2$$

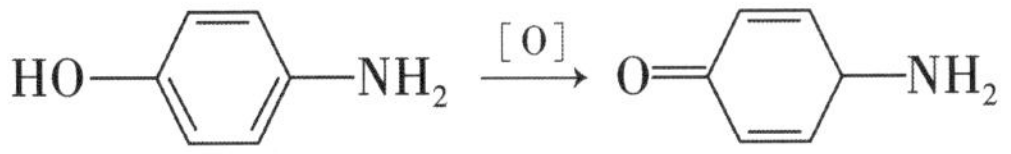

常用的乙酰化试剂有醋酸、乙酸酐、乙酰氯等。乙酰氯的活性较高但选择性较差,可醋酸与对氨基酚反应生成的水分子抑制了反应的进行程度,所表现出的活性太低。相对而言,乙酸酐是一种良好的乙酰化试剂,既有较高的活性,又有良好的选择性。

三、预习、预试

预习

(1)对乙酰氨基酚的制备。

续表

(2)利用对氨基酚的氨基的选择性乙酰化而保留酚羟基的方法。 (3)基本操作过程。 (4)操作注意事项。
预试 摸清实验条件,保证成功率。
准备 实验用品。

四、实验用品

仪器设备	药　品	试　剂	其　他
天平(分度值为0.1 g)、电动搅拌、烧杯、玻璃棒、表面皿、温度计、布氏漏斗、抽滤瓶、电热恒温水浴锅、250 mL电热套、250 mL四口圆底烧瓶、直形或球形冷凝管、100 mL三口圆底烧瓶	对氨基酚(C. P.)、乙酸酐(A. R.)、亚硫酸氢钠(A. R.)	10%亚硫酸氢钠溶液	

五、实验过程

实验内容	实验操作步骤	实验记录
(一)粗品的制备	在安装好电动搅拌器、温度计的250 mL四口圆底烧瓶中加入对氨基酚10.9 g及水60 mL,开启搅拌,滴液漏斗滴加乙酸酐10.9 g,滴加时间约8 min。升温至90 ℃,维持此温度并继续搅拌40 min,反应物冷却至0~10 ℃,将析出的结晶抽滤,用30 mL冷水洗涤两次,抽滤至很少液体滴下,滤饼为粗品对乙酰氨基酚。	

续表

实验内容	实验操作步骤	实验记录
(二)精制	在 100 mL 三口圆底烧瓶中加入粗品,再加入粗品质量 2.2 倍的水、10% 亚硫酸氢钠 1 mL 及活性炭 1 g(视粗品颜色深浅可增减),升温至全溶,继续加热至沸腾并回流 10 min,热滤,滤液冷却至 0 ~ 10 ℃。将析出的结晶抽滤,滤饼于 80 ℃干燥 2 h(也可以室温下放在培养皿中均匀摊开,自然晾干一周),即得产品对乙酰氨基酚。	

六、实验注意事项

(1)制备对乙酰氨基酚时,酰化反应中加水的目的是进行选择性酰化氨基而非羟基。若以醋酸代替乙酸酐,活性较低,反应时间长,则难以控制氧化副反应,产品质量差。

(2)加亚硫酸氢钠可有效防止乙酰氨基酚被空气氧化,但用量不宜太多,否则会影响产品质量(亚硫酸氢钠残留超过药典标准)。

(3)精制热滤时,要将漏斗放在 70 ~ 80℃热水中预热(取出时防止烫伤),铺好滤纸,用热水湿润抽紧后,迅速过滤。如果抽滤温度低,会影响过滤效果,发生堵塞,使收率降低。

(4)精心操作,避免物料转移过程中不必要的物料损失。

七、思考题

(1)试比较冰醋酸、乙酸酐和乙酰氯 3 种乙酰化试剂的优缺点。

(2)精制过程选水作溶剂有哪些必要的精制条件?应注意哪些操作上的问题?

实验 13

药物临床应用案例分析

实验学时:2 学时

一、实验目的

①复习所学药物的主要理化性质。
②训练学生学会分析处方的合理配伍。
③培养学生综合应用药物化学知识解决实际问题的能力。

二、实验内容

【案例一】
患者女性,23 岁,被诊断为缺铁性贫血,医生开出了如下处方:
硫酸亚铁片　0.3 g×20
Sig.　0.3 g　t. i. d.　p. o.
维生素 C 片　100 mg×20
Sig.　100 mg　t. i. d.　p. o.
盐酸四环素片
Sig.　0.25 g　q. i. d.　p. o.
【案例二】
患者男性,16 岁,因不注意饮食卫生,患严重中毒性菌痢,医生开出了如下处方:
氢化可的松注射液　100 mg
注射用头孢噻肟钠　0.5 g
维生素 C 注射液　0.5 g
5% 葡萄糖注射液　500 mL
Sig.　i. v. gtt.
【案例三】
患者男性,5 岁,被诊断为流行性脑膜炎,医生开出了如下处方:
10% 磺胺嘧啶钠注射液　2 mL
维生素 C 注射液　5 mL

10% 葡萄糖注射液　500 mL

Sig.　i. v. gtt.

【案例四】

患者男性,40 岁,患严重呼吸道感染,医生开出了如下处方:

注射用青霉素钠　160 万 U

硫酸庆大霉素注射液　8 万 U

10% 葡萄糖注射液　500 mL

Sig.　i. v. gtt.

【案例五】

患者女性,35 岁,因去一家卫生条件不合格的饭店吃饭,出现上腹部疼痛、反酸、恶心呕吐、伴有轻度的腹泻等症状,入院治疗后医生开出如下处方:

盐酸环丙沙星胶囊　0.25 g×20

Sig.　0.25 g　b. i. d.　p. o.

硫糖铝片　0.25 g×200

Sig.　1 g　b. i. d.　p. o.

大黄苏打片　300 mg×100

Sig.　1.2 g　t. i. d.　p. o.

【案例六】

患者女性,60 岁,被诊断为急性盆腔炎,医生开出下列处方:

硫酸庆大霉素注射液　8 万 U

注射用头孢拉定　0.5 g

5% 葡萄糖注射液　500 mL

Sig.　i. v. gtt.

【案例七】

患者女性,55 岁,患有支气管哮喘并伴有神经症状,医生开出如下处方:

氨茶碱注射液　0.125 g

盐酸普鲁卡因注射液　0.45 g

地塞米松注射液　5 mL

10% 葡萄糖注射液　250 mL

Sig.　i. v. gtt.

【案例八】

患者男性,29 岁,患有恶性淋巴瘤,医生开出如下处方:

卡莫司汀注射液　按体表面积 100 mg/m^2

5% 碳酸氢钠注射液　2 ~5 mmol/kg

Sig.　i. v. gtt.

【案例九】

患者女性,45 岁,患有周围神经炎,医生开出如下处方:

维生素 B_1 注射液　0.1 g

碳酸氢钠注射液　250 mL

Sig. i. v. gtt.

【案例十】

患者男性,15 岁,患有癫痫大发作,医生开出如下处方:

注射用苯妥英钠　0.125 ~ 0.25 g

5% 葡萄糖注射液　20 ~ 40 mL

Sig. 缓慢 i. v.

三、思考题

【案例一】

(1)结合学过的知识上网检索及查阅相关资料,分析该处方是否合理,并说明理由。

(2)盐酸四环素有哪些主要化学性质?

(3)分析处方中各药物的结构特点、不良反应。各药物使用时应注意什么问题?

【案例二】

(1)结合学过的知识上网检索及查阅相关资料,分析该处方是否合理,并说明理由。

(2)写出氢化可的松、头孢噻肟钠、维生素 C 的结构和主要化学性质。

(3)分析处方中各药物的结构特点。各药物使用时应注意什么问题?

(4)如处方中氢化可的松注射液换成注射用氢化可的松琥珀酸钠是否可行?

【案例三】

(1)结合学过的知识上网检索及查阅相关资料,分析该处方是否合理,并说明理由。

(2)写出磺胺嘧啶钠的结构和主要化学性质。

(3)分析处方中各药物的结构特点。各药物使用时应注意什么问题?

【案例四】

(1)结合学过的知识上网检索及查阅相关资料,分析该处方是否合理,并说明理由。

(2)写出青霉素钠、硫酸庆大霉素的主要化学性质。

(3)分析处方中各药物的结构特点。各药物使用时应注意什么问题?

【案例五】

(1)结合学过的知识上网检索及查阅相关资料,分析该处方是否合理,并说明理由。

(2)写出盐酸环丙沙星的结构和主要化学性质。

(3)分析处方中各药物的主要用途。各药物使用时应注意什么问题?

【案例六】

(1)结合学过的知识上网检索及查阅相关资料,分析该处方是否合理,并说明理由。

(2)写出头孢拉定的结构和理化性质。

(3)分析处方中各药物的结构特点。各药物使用时应注意什么问题?

【案例七】

(1)结合学过的知识上网检索及查阅相关资料,分析该处方是否合理,并说明理由。

(2)写出氨茶碱、普鲁卡因及地塞米松的结构和理化性质。

(3)分析处方中各药物的主要用途。各药物使用时应注意什么问题?

【案例八】

(1)结合学过的知识上网检索及查阅相关资料,分析该处方是否合理,并说明理由。

(2)写出卡莫司汀的结构和主要理化性质。

(3)分析卡莫司汀使用时应注意什么问题?

【案例九】

(1)结合学过的知识上网检索及查阅相关资料,分析该处方是否合理,并说明理由。

(2)写出维生素 B_1 的结构和主要理化性质。

(3)分析维生素 B_1 使用时应注意什么问题?

【案例十】

(1)结合学过的知识上网检索及查阅相关资料分析该处方是否合理,并说明理由。

(2)写出苯妥英钠的结构和主要理化性质。

(3)分析苯妥英钠为何制成固体粉针剂?其使用时应注意什么问题?

处方中常用拉丁文缩写用法标示:

拉丁文缩写	中文含义	拉丁文缩写	中文含义	拉丁文缩写	中文含义
aa.	各	Co.	复方的、复合的	gtt.	滴
ad.	加至	Sig.	用法	Rp	取,取药
a. c.	饭前	q. d.	每天	i. h.	皮下注射
a. m.	上午	q. h.	每小时	i. m.	肌内注射
p. c.	饭后	q. 4h.	每 4 小时	i. v.	静脉注射
p. m.	下午	h. s.	睡前	i. v. gtt.	静脉滴注
Stat!;St!	立即	b. i. d.	每日 2 次	p. o.	口服
p. r. n.	必要时	t. i. d.	每日 3 次		
s. o. s.	需要时	q. t. d.	每日 4 次		

实验 14 未知药物的确证

实验学时:2 学时

一、实验目的

(1)复习巩固已实验过的部分典型药物的主要理化性质。

(2)训练学生学会鉴别已知范围内的未知药物的方法和程序。

(3)培养学生分析问题、解决问题和综合应用能力。

二、实验原理

1. 初步实验

1)性状观察

维生素 B_2 为橙黄色结晶性粉末;奥沙西泮、对乙酰氨基酚、阿司匹林、磺胺嘧啶、青霉素钠、硫酸链霉素、维生素 C 为白色或类白色结晶性粉末。

2)溶解性实验

青霉素钠、硫酸链霉素、维生素 C、盐酸普鲁卡因溶于水;对乙酰氨基酚略溶于水;阿司匹林微溶于水;奥沙西泮、磺胺嘧啶、维生素 B_2 不溶于水。

2. 确证实验

1)三氯化铁显色反应

对乙酰氨基酚分子中含有酚羟基,与三氯化铁试液作用显蓝紫色;阿司匹林加热水解,生成含有酚羟基的水杨酸,与三氧化铁试液作用显紫堇色。

2)硝酸银氧化反应

维生素 C 含有连二烯醇结构,具有还原性,与硝酸银试液反应,能析出黑色的银沉淀。

3)重氮化-偶合反应

奥沙西泮在酸性或碱性中加热水解,生成的 2-苯甲酰基-4-氯苯胺含有芳伯氨基,经重氮化后与碱性 β-萘酚偶合,生成橙红色的偶氮化合物。磺胺嘧啶和盐酸普鲁卡因含有芳伯氨基,也具有重氮化-偶合反应。

4)铜盐反应

磺胺嘧啶与硫酸铜试液发生取代反应,生成黄绿色的磺胺嘧啶铜沉淀。

5) Na^+ 的火焰反应

青霉素钠含有钠离子，灼烧产生黄色火焰。

6) SO_4^{2-} 的沉淀反应

硫酸链霉素含有 SO_4^{2-}，与氯化钡试液反应生成白色的 $BaSO_4$ 沉淀。

三、预习、预试

预习

(1)巩固复习已实验过的部分典型药物的主要理化性质。

(2)鉴别已知范围内的未知药物的方法和程序。

(3)基本操作过程。

(4)操作注意事项。

预试

摸清实验条件，保证成功率。

准备

实验用品。

四、实验用品

仪器设备	药　品	试　剂	其　他
电热恒温水浴锅、试管、药匙、量筒、烧杯、研钵、漏斗、铂丝、酒精灯、试管夹	奥沙西泮、对乙酰氨基酚、阿司匹林、磺胺嘧啶、青霉素钠、硫酸链霉素、维生素C、维生素 B_2、盐酸普鲁卡因	硝酸银试液、氯化钡试液、三氯化铁试液、0.4%氢氧化钠溶液、硫酸铜试液、0.1 mol/L 亚硝酸钠试液、碱性β-萘酚试液	

五、实验过程

实验内容	实验操作步骤	实验记录
（一） 9 个药品	对 9 个未知药品进行编号，将每个药品分成 3 份：第一份进行初步实验；第二份做确证实验；第三份供复查核使用。先进行外观观察、溶解性实验、灼烧实验等初步实验，再进行确证实验。	
（二） 9 个药品	观察 9 个未知药品的颜色。	
（三） 9 个药品	取 9 支试管，分别加入少量 9 个未知药品，加入 1 mL 水，观察药物的溶解性；取铂丝，一端弯成钩形，先在酒精灯上烧去杂质，至火焰无色后，铂丝先蘸取盐酸液湿润后，再分别蘸取 9 个未知药品少许，放进火焰中灼烧，观察出现鲜黄色火焰的药品。 通过初步实验，可定论的药品有：橙黄色结晶性粉末，不溶于水的为维生素 B_2；溶于水，有鲜黄色火焰的为青霉素钠。略溶于、微溶于水或不溶于水的药品还有 4 个，溶于水的药品还有 3 个。	
（四） 3 个药品	取两支试管，分别加入溶于水的 3 个药品约 0.2 g，加水 10 mL 溶解后，每种药品再分成两等份，加硝酸银试液 0.5 mL，产生黑色沉淀的可定论为维生素 C，另两种药品为硫酸链霉素和盐酸普鲁卡因。向未确定的两种药品试管中加入稀盐酸，加 0.1 mol/L 亚硝酸钠试液数滴，再加碱性 β-萘酚试液数滴，生成红色沉淀的为盐酸普鲁卡因；或者加氯化钡试液，生成白色沉淀的为硫酸链霉素。	
（五） 4 个药品	取 4 支试管，分别加入略溶于、微溶于或不溶于水的 4 个药品微量，加少许的水溶解，向 4 支试管中各滴加三氯化铁试液，显蓝紫色的为对乙酰氨基酚。	
（六） 3 个药品	取 3 支试管，分别加入尚未确证的 3 个药品约 0.1 g，加水 10 mL 煮沸，放冷，加三氯化铁试液 1 滴，即显紫堇色的为阿司匹林。	
（七） 2 个药品	取两支试管，分别加入尚未确证的奥沙西泮和磺胺嘧啶约 0.1 g，加水与 0.4% 氢氧化钠溶液各 3 mL，振摇使溶解，滤过，取滤液，加硫酸铜试液 1 滴，生成黄绿色沉淀，放置后变为紫色的为磺胺嘧啶，另一支试管中的药品为奥沙西泮。	

六、实验注意事项

(1)若供试品为片剂,应先提前进行处理,再照上述方法进行,实验现象应与原料药相同。

(2)经编号而未标名的未知药品,实验取样中,不能使用同一药匙,严格避免混淆掺杂而干扰结果。

(3)进行硝酸银反应时,若两支试管均出现白色凝胶沉淀,则检查蒸馏水中是否存有 Cl^-,作蒸馏水的空白对照实验。

七、思考题

(1)写出上述药物的结构,并指出用于定性鉴别的官能团位置。

(2)画出本实验中药物鉴别的流程图。

(3)总结未知药物定性鉴别的步骤。

附　录

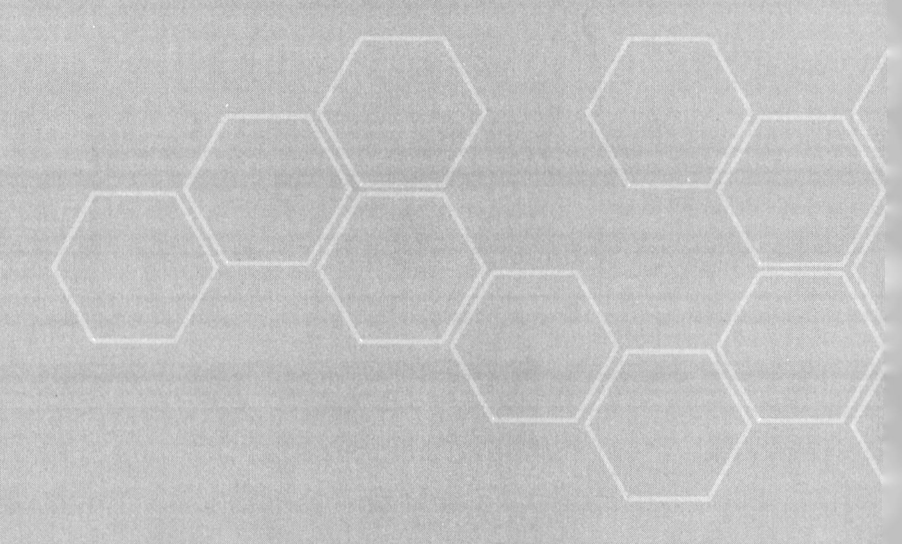

附录 1
常用试剂分级规格和选用试剂的参考原则

一、常用试剂分级规格

一般常用的化学试剂分为优级纯试剂(GR)、分析纯试剂(AR)、化学纯试剂(CP)及实验试剂(LR)4个等级。

(一)优级纯试剂

瓶签以白底绿字表示,英文缩写为GR(guaranteed reagent)。

(二)分析纯试剂

瓶签以白底红字表示,英文缩写为AR(analytical reagent)。

(三)化学纯试剂

瓶签以白底蓝字表示,英文缩写为CP(chemical reagent)。

(四)实验试剂

瓶签以白底棕字或黄字表示,英文缩写为LR (laboratory reagent)。

化学试剂除上述分级规格外,尚有特殊用途的基准试剂(专作基准物质用)、光谱纯试剂、色谱纯试剂等高纯度试剂。

二、选用试剂的参考原则

(1)标定标准液或滴定液用基准试剂。

(2)配制标准液或滴定液一般可采用分析纯试剂或化学纯试剂。

(3)一般定性鉴别、杂质检查用的试液采用分析纯试剂或化学纯试剂。

(4)制备用试剂采用化学纯试剂或实验室试剂。

附录 2

特定符号及名称的含义

一、计量

（1）温度以摄氏度（℃）表示。

水浴温度　除另有规定外，均指 98 ~ 100 ℃；

热水　指 70 ~ 80 ℃；

微温或温水　指 40 ~ 50 ℃；

室温　指 10 ~ 30 ℃；

冷水　指 2 ~ 10 ℃；

冰浴　指约 0 ℃；

放冷　指放冷至室温。

（2）百分比用“%”符号表示，是指质量的比例；但溶液的百分比，除另有规定外，是指溶液 100 mL 中含有溶质若干克；乙醇的百分比，是指 20 ℃时容量的比例。

（3）液体的滴，是指在 20 ℃时，以 1.0 mL 水为 20 滴进行换算。

（4）溶液后标示的“（1→10）”等符号，是指固体溶质 1.0 g 或液体溶质 1.0 mL 加溶剂使成 10 mL 的溶液；未指明用何种溶剂时，均是指水溶液。

（5）乙醇未指明浓度时，均是指 95%（mL/mL）的乙醇。

二、精确度

（1）实验中供试品与试药等“称重”或“量取”的量，其精确度可根据数值的有效位数来确定。例如，称取“0.1 g”是指称取质量可为 0.06 ~ 0.14 g；称取“2 g”是指称取质量可为 1.5 ~ 2.5 g；称取“2.0 g”是指称取质量可为 1.95 ~ 2.05 g；称取“2.00 g”是指称取质量可为 1.995 ~ 2.005 g。

“精密称定”是指称取质量应准确至所取质量的千分之一；“称定”是指称取质量应准确至所取质量的百分之一；“精密量取”是指量取体积的准确度应符合国家标准中对该体积移液管的精密度要求；“量取”是指可用量筒或按照量取体积的有效数位选用量具。取用量为“约”若干时是指取用量不得超过规定量的 ±10%。

(2)实验中的“空白实验”,是指在不加供试品或以等量溶剂替代供试液的情况下,按同法操作所得的结果。

(3)实验时的温度,未注明者,是指在室温下进行。

(4)实验用水,除另有规定外,均是指纯化水。

附录 3

常用试液配制

乙醇制氢氧化钾试液　可取用乙醇制氢氧化钾滴定液（0.5 mo/L）。

氯化汞试液　取氯化汞 6.5 g，加水使溶解成 100 mL，即得。

二硝基苯肼试液　取 2，4-二硝基苯肼 1.5 g，加硫酸溶液（1→2）20 mL，溶解后，加水使成 100 mL，滤过，即得。

二氯靛酚钠试液　取 2，6-二氯靛酚钠 0.1 g，加水 100 mL 溶解后，滤过，即得。

三硝基苯酚试液　为三硝基苯酚的饱和水溶液。

三氯化铁试液　取三氯化铁 9 g 加水使溶解成 100 mL，即得。

甲醛试液　可取用“甲醛溶液”。

甲醛硫酸试液　取硫酸 1 mL，滴加甲醛试液 1 滴摇匀，即得。本液应临用新制。

对二甲氨基苯甲醛试液　取对二甲氨基苯甲醛 0.125 g，加无氮硫酸 65 mL 与水 35 mL 的冷混合液溶解后，加三氯化铁试液 0.05 mL，摇匀，即得。本液配制后在 7 日内使用。

亚硫酸钠试液　取无水亚硫酸钠 20 g，加水 100 mL 使溶解，即得。本液应临用新制。

亚硝酸钠试液　取亚硝酸钠 1 g，加水使成 100 mL，即得。

过氧化氢试液　取浓过氧化氢溶液（30%），加水稀释成 3% 的溶液，即得。

次氯酸钠试液　取氯石灰 20 g，缓缓加水 100 mL，研磨成均匀的混悬液后，加 14% 碳酸钠溶液 100 mL，随加随搅拌，用湿滤纸滤过，分取滤液 5 mL，加碳酸钠试液数滴，如显浑浊，再加适量碳酸钠溶液使石灰完全沉淀，滤过，即得。本品应置于棕色瓶内，在暗处保存。

次溴酸钠试液　取氢氧化钠 20 g，加水 75 mL 溶解后，加溴 5 mL，再加水稀释至 100 mL，即得。本液应临用新制。

枸橼酸-乙酸酐试液　取枸橼酸 2 g，加乙酸酐 100 mL 使溶解，即得。

氢氧化钠试液　取氢氧化钠 4.3 g，加水使溶解成 100 mL，即得。

香草醛试液　取香草醛 0.1 g，加盐酸 10 mL 使溶解，即得。

重氮苯磺酸试液　取对氨基苯磺酸 1.57 g，加水 80 mL 与稀盐酸 10 mL，在水浴中加热溶解后，放冷至 15 ℃，缓缓加入亚硝酸钠液（1→10）6.5 mL，随加随搅拌，再加水稀释至 100 mL，即得。本液应临用新制。

稀铁氰化钾试液　取 1% 铁氰化钾溶液 10 mL，加 5% 的三氧化铁溶液 0.5 mL 与水 40

mL,摇匀,即得。

氨试液　取浓氨溶液400 mL,加水使成1 000 mL,即得。

氨制硝酸银试液　取硝酸银1 g,加水20 mL溶解后,滴加氨试液,随加随搅拌,至初起的沉淀将近全溶,滤过,即得。本液应置于棕色瓶内,在暗处保存。

高锰酸钾试液　取高锰酸钾3.2 g,加水1 000 mL,煮沸15 min,密塞,静置两日以上,用垂熔玻璃滤器滤过,摇匀。可取用高锰酸钾滴定液(0.02 mol/L)。

铜吡啶试液　取硫酸铜4 g,加水90 mL溶解后,加吡啶30 mL,即得。本液应临用新制。

联吡啶试液　取2,2′-联吡啶0.2 g、醋酸钠结晶1 g与冰醋酸5.5 mL,加水适量使溶解成100 mL,即得。

硝酸银试液　取硝酸银17.5 g,加水适量使溶解成1 000 mL,摇匀。可取用硝酸银滴定液(0.1 mol/L)。

硫代硫酸钠试液　取硫代硫酸钠26 g与无水碳酸钠0.20 g,加新沸过的冷水适量使溶解成1 000 mL,摇匀,放置1个月后滤过。可取用硫代硫酸钠滴定(0.1 mol/L)。

硫酸亚铁试液　取硫酸亚铁结晶8 g,加新沸过的冷水100 mL使溶解,即得。本液应临用新制。

硫酸铜试液　取硫酸铜12.5 g,加水溶解成100 mL,即得。

氯化钡试液　取氯化钡的细粉5 g,加水使溶解成100 mL,即得。

氯亚氨基-2,6-二氯醌试液　取氯亚氨基-2,6-二氯醌1 g,加乙醇200 mL使溶解,即得。

稀乙醇　取乙醇529 mL,加水稀释至1 000 mL,即得。

稀盐酸　取盐酸234 mL,加水稀释至1 000 mL,即得。本液含HCl应为9.5%～10.5%。

稀硫酸　取硫酸57 mL,缓缓注入约800 mL水中,再加水至1 000 mL,即得。本液含H_2SO_4应为9.5%～10.5%。

稀硝酸　取硝酸105 mL,加水稀释至1 000 mL,即得。本液含HNO_3应为9.5%～10.5%。

碘试液　取碘13.0 g,加碘化钾36 g与水50 mL溶解后,加盐酸3滴与水适量使成1 000 mL摇匀,用垂熔玻璃滤器滤过。可取用碘滴定液(0.05 mol/L)。

碘化汞钾试液　取氯化汞1.36 g,加水60 mL使溶解,另取碘化钾5 g,加水10 mL使溶解,将两液混合,加水稀释至100 mL,即得。

碱性酒石酸铜试液　取硫酸铜结晶6.93 g,加水使溶解成100 mL;取酒石酸钾钠结晶34.6 g与氢氧化钠10 g,加水使溶解成100 mL。用时将两液等量混合,即得。

碱性β-萘酚试液　取β-萘酚0.25 g,加氢氧化钠溶液(1→10)10 mL使溶解,即得。本液应临用新制。

碳酸钠试液　取一水合碳酸钠125 g或无水碳酸钠10.5 g,加水使溶解成100 mL,即得。

附录 4

药物化学实验教学大纲(供药学、药品类专业用)

药物化学实验课是药物化学课程的重要组成部分。通过实验,学生在药物化学的基本操作方面获得较全面的训练;使重要理论和概念得到验证、巩固、充实,并积极扩大应用范围和寻找新的方法;有利于提高学生综合运用“药物化学”“有机合成”“有机化学”等课程知识的能力,并激发他们对新药研发的兴趣。通过平时训练、实验报告、操作技能考核等综合考核,让学生具备从事药物化学工作的基本技能以及观察、分析和解决问题的能力,使学生更好地适应职业岗位的需要;培养学生理论联系实际、实事求是的工作作风,具有良好的工作习惯和严谨的科学态度。

一、实验目的

(1)理论联系实际,验证理论,丰富学生的感性知识,巩固和扩充药物化学基本理论知识。

(2)熟悉药物化学实践的一般知识,熟练掌握药物化学的基本实践操作,培养学生的实践动手能力。

(3)掌握常用药物的主要理化性质、反应原理以及在定性鉴别上的应用。

(4)学会应用药物的理化性质进行药物定性鉴别的方法与基本操作。

(5)培养学生正确观察实践现象,准确测量和记录,正确分析和评价实践结果,科学地表达实践结论,规范地完成实践报告的能力。

(6)具有一定的利用药物化学基本知识解决实际问题的能力。

(7)以科学的态度和作风进行实践,掌握实验室常见问题的处理方法,逐步养成态度认真、实事求是、学风严谨的良好素质。

二、实验地点

药物化学实验室。

三、实验活动

(1)实验准备。仪器设备、药品试剂等。

(2)预习。阅读实验讲义,写出预习报告。

(3)实验指导。实验前讲解,实验过程中教师巡回指导。

(4)实验操作。规范操作并记录。

(5)分析总结。完成实验报告。

(6)评价。批阅实验报告并讲评。

四、实验教学内容与要求

编号	实验项目	实验内容	实验要求	实验用品		学时
				仪器及试剂	试 药	
一	药物化学实验基本知识及基本操作技能	1. 药物化学实验基本知识	熟练掌握	药物化学实验常用玻璃仪器		4
		2. 药物化学实验基本操作技能	熟练掌握	蒸馏装置、萃取装置、分液漏斗、阿贝折光仪		
二	药物的物理性质实验	1. 药物溶解度及熔点测定实验	熟练掌握	天平、量杯、锥形瓶、毛细管、酒精灯、试管、烧杯、表面皿、温度计、恒温水浴箱、乙醇、乙醚、液体石钠	苯巴比妥、盐酸普鲁卡因、阿司匹林、对乙酰氨基酚、维生素C、维生素K_1、磺胺嘧啶、己烯雌酚	4
		2. 药物比旋度测定实验	熟练掌握	WZZ-2 型自动旋光仪、分析天平、量瓶、称量瓶、烧杯	葡萄糖	
三	药物的化学性质实验	1. 合成抗感染药和抗生素的性质实验	熟练掌握	恒温水浴锅、试管、药匙、量杯、烧杯、研钵、漏斗、丙二酸、乙酸酐等	盐酸环丙沙星、磺胺嘧啶、磺胺甲恶唑、甲硝唑、异烟肼、青霉素钠、硫酸链霉素、红霉素、氯霉素	4
		2. 中枢神经系统药物和外周神经系统药物的性质实验	熟练掌握	恒温水浴锅、试管、药匙、量杯、烧杯、研钵、漏斗、试管架、蒸发皿、紫外光灯、硫酸、亚硝酸钠等	盐酸氯丙嗪、吡拉西坦、溴新斯的明、硫酸阿托品、肾上腺素、马来酸氯苯那敏、盐酸普鲁卡因	
		3. 心血管系统药物和解热镇痛药及非甾体抗炎药的性质实验	熟练掌握	天平、酒精灯、漏斗、干燥箱、恒温水浴锅、抽滤瓶、真空泵、硫酸亚铁试液、乙醇、亚硝酸钠、香草醛试液等	硝酸异山梨酯、卡托普利、利血平、阿司匹林、对乙酰氨基酚、吡罗昔康、美洛昔康	
		4. 激素和维生素类药物的性质实验	熟练掌握	电子天平、恒温水浴锅、烧杯、滴管、量杯、酒精灯、三氯化铁试液、亚硝基铁氰化钠等	雌二醇、己烯雌酚、甲睾酮、黄体酮、醋酸地塞米松、炔雌醇、维生素A、维生素E等	

续表

编号	实验项目	实验内容	实验要求	实验用品		学时
				仪器及试剂	试　药	
四	药物的化学稳定性实验	1. 药物的水解和氧化变质实验	熟练掌握	恒温水浴锅、试管、滴管、红色石蕊试纸、稀盐酸、硫酸铜试液、2%亚硫酸钠溶液等	盐酸普鲁卡因、青霉素钠、苯巴比妥、尼可刹米、对氨基水杨酸钠、盐酸氯丙嗪等	4
		2. 药物在输液中的稳定性观察及药物的配伍变化实验	熟练掌握	电子天平、试管、药匙、烧杯、滴管、量杯、稀盐酸、氢氧化钠	苯巴比妥钠、盐酸氯丙嗪、青霉素钠、盐酸肾上腺素、盐酸普鲁卡因、盐酸利多卡因、硫酸阿托品、磺胺嘧啶钠等	
五	药物的合成实验	1. 磺胺醋酰钠的合成	熟练掌握	搅拌机、温度计、球形冷凝管、250 mL 三颈瓶、抽滤瓶、布氏漏斗	磺胺、盐酸、氢氧化钠、乙酸酐、活性炭	4
		2. 苯妥英钠的合成	熟练掌握	搅拌机、电热套、球形冷凝管、250 mL 三颈瓶、抽滤瓶	苯甲酰苯甲醇、冰醋酸、三氯化铁、脲、乙醇、氢氧化钠、盐酸、氯化钠	
		3. 阿司匹林的合成	熟练掌握	锥形瓶、量筒、布氏漏斗、抽滤瓶、恒温水浴锅	水杨酸、乙酸酐、浓硫酸、无水乙醇	
		4. 对乙酰氨基酚的合成	熟练掌握	天平、搅拌机、表面皿、布氏漏斗、抽滤瓶、恒温水浴锅、250 mL 四口圆底烧瓶、冷凝管	对氨基酚、乙酸酐、亚硫酸氢钠	
六	综合实验	1. 药物临床应用案例分析	学会			4
		2. 未知药物的确证	学会	恒温水浴锅、试管、药匙、量筒、烧杯、研钵、漏斗、铂丝、酒精灯、试管夹、硝酸银试液、氯化钡试液、三氯化铁试液等	奥沙西泮、对乙酰氨基酚、阿司匹林、磺胺嘧啶、青霉素钠、硫酸链霉素、维生素 C、盐酸普鲁卡因	

五、说明

(一)实验项目

共列出6个实验项目,可结合具体实验条件选择进行。

(二)实验要求

熟练掌握、学会。

(三)实验用品

实验所用的仪器材料、药品、试剂等。

(四)实验考核

依据课程实验考试大纲进行。

附录 5

药物化学实验考试大纲

依据药物化学课程标准,结合执业药师考试及药学专业相关资格考试,通过实验综合考核来评价学生是否掌握药物化学的基本理论、基本知识和基本技能。

一、考核方法

实验教学过程中,通过课堂提问、实践操作、实践报告、技能考核等形式对学生的职业素养、专业知识和技能进行综合考评。

二、实践考核内容

(一)考核内容

(1)药物化学实验基本知识及基本操作技能。

(2)药物的溶解度、熔点和旋光度的测定。

(3)药物的化学性质、稳定性和配伍变化实验。

(4)药物的合成、案例分析和未知药物的确证。

(二)考核项目及评定标准

考核项目	评分标准	应得分	扣分	扣分理由
药物化学实验基本知识及基本操作技能	1. 着装整洁(衣、帽、鞋),穿着规范(1 分) 2. 仪器的清洗,说出各部件名称及用途(2 分) 3. 实验操作(2 分) 4. 实验记录(2 分) 5. 实验报告(2 分) 6. 整体质量:操作科学规范,装置正确、稳妥、严密、整齐、美观及台面整洁(1 分)	10 分		

续表

考核项目	评分标准	应得分	扣分	扣分理由
药物溶解度及熔点测定	1. 着装整洁(衣、帽、鞋),穿着规范(1分) 2. 仪器的清洗,说出各部件名称及用途(2分) 3. 实验操作(2分) 4. 实验记录(2分) 5. 实验报告(2分) 6. 整体质量:操作科学规范,装置正确、稳妥、严密、整齐、美观及台面整洁(1分)	10分		
药物比旋度测定	1. 着装整洁(衣、帽、鞋),穿着规范(1分) 2. 仪器的清洗,说出各部件名称及用途(2分) 3. 实验操作(2分) 4. 实验记录(2分) 5. 实验报告(2分) 6. 整体质量:操作科学规范,装置正确、稳妥、严密、整齐、美观及台面整洁(1分)	10分		
有机药物的化学性质实验	1. 着装整洁(衣、帽、鞋),穿着规范(1分) 2. 仪器的清洗,说出各部件名称及用途(2分) 3. 实验操作(2分) 4. 实验记录(2分) 5. 实验报告(2分) 6. 整体质量:操作科学规范,装置正确、稳妥、严密、整齐、美观及台面整洁(1分)	10分		
药物的化学稳定性及配伍变化	1. 着装整洁(衣、帽、鞋),穿着规范(1分) 2. 仪器的清洗,说出各部件名称及用途(2分) 3. 实验操作(2分) 4. 实验记录(2分) 5. 实验报告(2分) 6. 整体质量:操作科学规范,装置正确、稳妥、严密、整齐、美观及台面整洁(1分)	10分		
药物的合成实验	1. 着装整洁(衣、帽、鞋),穿着规范(1分) 2. 仪器的清洗,说出各部件名称及用途(2分) 3. 实验操作(2分) 4. 实验记录(2分) 5. 实验报告(2分) 6. 整体质量:操作科学规范,装置正确、稳妥、严密、整齐、美观及台面整洁(1分)	10分		

续表

考核项目	评分标准	应得分	扣分	扣分理由
药物的临床应用案例	1. 着装整洁(衣、帽、鞋),穿着规范(1分) 2. 分析处方的合理配伍(3分) 3. 实验记录(2分) 4. 实验报告(3分) 5. 整体质量:操作科学规范,装置正确、稳妥、严密、整齐、美观及台面整洁(1分)	10分		
未知药物的确证	1. 着装整洁(衣、帽、鞋),穿着规范(1分) 2. 仪器的清洗,说出各部件名称及用途(2分) 3. 实验操作(2分) 4. 实验记录(2分) 5. 实验报告(2分) 6. 整体质量:操作科学规范,装置正确、稳妥、严密、整齐、美观及台面整洁(1分)	10分		

(三)说明

(1)考核项目共计8项。其中,"药物化学实验基本知识及基本操作技能"项为每人(组)必选内容,另外在7项中任选一项,即每人(组)实践考核内容为两项。考核时,由学生抽签决定考核内容。

(2)实践原理、仪器名称和用途、操作步骤(要点)等,可采用口述或笔答等方式。

(3)实践考核结束后,要在预习报告的基础上完成实践考核报告,并按要求整理实践用品及实验室环境。指导教师当场评分。

(4)本实践考核成绩可逐步纳入期末考试成绩中计算。理论考试成绩占60%,实践考核成绩占40%(其中,预习报告5分,两项实践考核20分,实践报告的规范及完整性10分,学生能运用所学知识解决和处理考核中出现的特殊情况可适当加5分)。

参考文献

[1] 国家药典委员会. 中华人民共和国药典:二部[M]. 北京:中国医药科技出版社,2020.
[2] 葛淑兰,张彦文. 药物化学[M]. 3 版. 北京:人民卫生出版社,2019.
[3] 葛淑兰,惠春. 药物化学[M]. 2 版. 北京:人民卫生出版社,2013.
[4] 国家食品药品监督管理总局执业药师资格认证中心. 国家执业药师考试指南——药学专业知识:一[M]. 7 版. 北京:中国医药科技出版社,2015.
[5] 全国卫生专业技术资格考试专家委员会. 全国卫生专业技术资格考试指导——药学(士)[M]. 北京:人民卫生出版社,2017.

实验报告

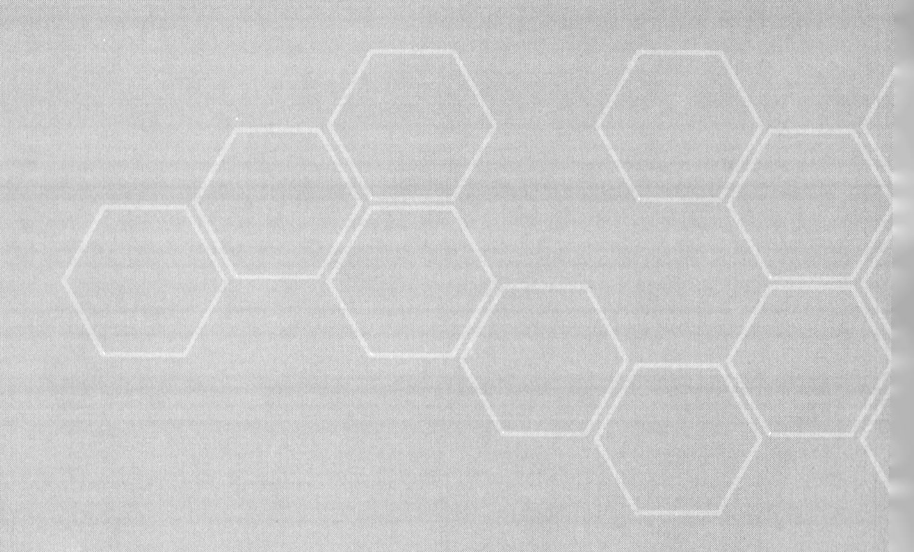

实验1　药物溶解度及熔点测定实验

专业 ______________ 班级 ______________ 学号 ______________ 姓名 ______________

组号 ________________ 实验合作者 ____________________ 实验时间 ________________

一、实验目的

二、实验原理

三、实验材料(仪器设备、药品和试剂)

四、实验过程与结果分析

实验内容	实验操作步骤	实验现象	实验结果与分析

五、实验小结与讨论（综合分析、得出结论，讨论成功与失败、问题与不足、意见与建议或改进措施等）

六、思考题

报 告 人________________

报告时间________________

七、教师评语及成绩

教师签名____________________　　　　年　　月　　日

实验2　药物比旋度测定实验

专业 ________ 班级 ________ 学号 ________ 姓名 ________

组号 ________ 实验合作者 ________ 实验时间 ________

一、实验目的

二、实验原理

三、实验材料(仪器设备、药品和试剂)

四、实验过程与结果分析

实验内容	实验操作步骤	实验现象	实验结果与分析

五、实验小结与讨论（综合分析、得出结论，讨论成功与失败、问题与不足、意见与建议或改进措施等）

六、思考题

报 告 人__________________

报告时间__________________

七、教师评语及成绩

教师签名______________________　　年　　月　　日

实验3　合成抗感染药和抗生素的性质实验

专业 ________ 班级 ________ 学号 ________ 姓名 ________

组号 ________ 实验合作者 ________ 实验时间 ________

一、实验目的

二、实验原理

三、实验材料（仪器设备、药品和试剂）

四、实验过程与结果分析

实验内容	实验操作步骤	实验现象	实验结果与分析

五、实验小结与讨论(综合分析、得出结论,讨论成功与失败、问题与不足、意见与建议或改进措施等)

六、思考题

报 告 人____________________

报告时间____________________

七、教师评语及成绩

教师签名____________________ 年 月 日

实验4　中枢神经系统药物和外周神经系统药物的性质实验

专业 ______________ 班级 ______________ 学号 ______________ 姓名 ______________

组号 ______________ 实验合作者 ______________ 实验时间 ______________

一、实验目的

二、实验原理

三、实验材料(仪器设备、药品和试剂)

四、实验过程与结果分析

实验内容	实验操作步骤	实验现象	实验结果与分析

五、实验小结与讨论（综合分析、得出结论，讨论成功与失败、问题与不足、意见与建议或改进措施等）

六、思考题

报 告 人____________________

报告时间____________________

七、教师评语及成绩

教师签名____________________ 年 月 日

实验5　心血管系统药物和解热镇痛药及非甾体抗炎药的性质实验

专业 ________ 班级 ________ 学号 ________ 姓名 ________

组号 ________ 实验合作者 ________ 实验时间 ________

一、实验目的

二、实验原理

三、实验材料(仪器设备、药品和试剂)

四、实验过程与结果分析

实验内容	实验操作步骤	实验现象	实验结果与分析

五、实验小结与讨论（综合分析、得出结论，讨论成功与失败、问题与不足、意见与建议或改进措施等）

六、思考题

报 告 人＿＿＿＿＿＿＿＿＿＿

报告时间＿＿＿＿＿＿＿＿＿＿

七、教师评语及成绩

教师签名＿＿＿＿＿＿＿＿＿＿　　年　　月　　日

实验6　激素和维生素类药物的性质实验

专业 ______________ 班级 ______________ 学号 ______________ 姓名 ______________

组号 ________________ 实验合作者 ____________________ 实验时间 ________________

一、实验目的

二、实验原理

三、实验材料(仪器设备、药品和试剂)

四、实验过程与结果分析

实验内容	实验操作步骤	实验现象	实验结果与分析

五、实验小结与讨论（综合分析、得出结论，讨论成功与失败、问题与不足、意见与建议或改进措施等）

六、思考题

报 告 人__________________

报告时间__________________

七、教师评语及成绩

教师签名______________________ 年 月 日

实验7　药物的水解和氧化变质实验

专业 ________ 班级 ________ 学号 ________ 姓名 ________

组号 ________ 实验合作者 ________ 实验时间 ________

一、实验目的

二、实验原理

三、实验材料(仪器设备、药品和试剂)

四、实验过程与结果分析

实验内容	实验操作步骤	实验现象	实验结果与分析

五、实验小结与讨论（综合分析、得出结论，讨论成功与失败、问题与不足、意见与建议或改进措施等）

六、思考题

报 告 人__________________

报告时间__________________

七、教师评语及成绩

教师签名______________________ 年 月 日

实验8　药物在输液中的稳定性观察及药物的配伍变化实验

专业 ____________ 班级 ____________ 学号 ____________ 姓名 ____________

组号 ____________ 实验合作者 ____________ 实验时间 ____________

一、实验目的

二、实验原理

三、实验材料（仪器设备、药品和试剂）

四、实验过程与结果分析

实验内容	实验操作步骤	实验现象	实验结果与分析

五、实验小结与讨论（综合分析、得出结论，讨论成功与失败、问题与不足、意见与建议或改进措施等）

六、思考题

报 告 人__________________

报告时间__________________

七、教师评语及成绩

教师签名______________________ 年 月 日

实验9　磺胺醋酰钠的合成

专业 ________ 班级 ________ 学号 ________ 姓名 ________

组号 ________ 实验合作者 ________ 实验时间 ________

一、实验目的

二、实验原理

三、实验材料(仪器设备、药品和试剂)

四、实验过程与结果分析

实验内容	实验操作步骤	实验现象	实验结果与分析

五、实验小结与讨论（综合分析、得出结论，讨论成功与失败、问题与不足、意见与建议或改进措施等）

六、思考题

报 告 人__________________

报告时间__________________

七、教师评语及成绩

教师签名______________________　　　年　　月　　日

实验 10　苯妥英钠的合成

专业 ________ 班级 ________ 学号 ________ 姓名 ________

组号 ________ 实验合作者 ________ 实验时间 ________

一、实验目的

二、实验原理

三、实验材料(仪器设备、药品和试剂)

四、实验过程与结果分析

实验内容	实验操作步骤	实验现象	实验结果与分析

五、实验小结与讨论（综合分析、得出结论，讨论成功与失败、问题与不足、意见与建议或改进措施等）

六、思考题

报 告 人____________________
报告时间____________________

七、教师评语及成绩

教师签名____________________ 年 月 日

实验11　阿司匹林的合成

专业 ________ 班级 ________ 学号 ________ 姓名 ________

组号 ________ 实验合作者 ________ 实验时间 ________

一、实验目的

二、实验原理

三、实验材料(仪器设备、药品和试剂)

四、实验过程与结果分析

实验内容	实验操作步骤	实验现象	实验结果与分析

五、实验小结与讨论（综合分析、得出结论，讨论成功与失败、问题与不足、意见与建议或改进措施等）

六、思考题

报 告 人____________________

报告时间____________________

七、教师评语及成绩

教师签名________________________　　年　　月　　日

实验 12　对乙酰氨基酚的合成

专业 ________ 班级 ________ 学号 ________ 姓名 ________

组号 ________ 实验合作者 ________ 实验时间 ________

一、实验目的

二、实验原理

三、实验材料(仪器设备、药品和试剂)

四、实验过程与结果分析

实验内容	实验操作步骤	实验现象	实验结果与分析

五、实验小结与讨论（综合分析、得出结论，讨论成功与失败、问题与不足、意见与建议或改进措施等）

六、思考题

报 告 人____________________

报告时间____________________

七、教师评语及成绩

教师签名________________________ 年 月 日

实验 13　药物临床应用案例分析

专业 ________________ 班级 ________________ 学号 ________________ 姓名 ________________

组号 __________________ 实验合作者 _______________________ 实验时间 __________________

一、实验目的

二、处方中药物理化性质

三、分析处方是否合理

实验内容	处方分析	实验现象	结果判断

四、实验小结与讨论（综合分析、得出结论，讨论成功与失败、问题与不足、意见与建议或改进措施等）

五、思考题

报 告 人________________

报告时间________________

六、教师评语及成绩

教师签名____________________　　　年　　月　　日

实验14　未知药物的确证

专业＿＿＿＿＿＿ 班级＿＿＿＿＿＿ 学号＿＿＿＿＿＿ 姓名＿＿＿＿＿＿

组号＿＿＿＿＿＿ 实验合作者＿＿＿＿＿＿＿＿ 实验时间＿＿＿＿＿＿

一、实验目的

二、实验原理

三、实验材料(仪器设备、药品和试剂)

四、实验过程与结果分析

实验内容	实验操作步骤	实验现象	实验结果与分析

五、实验小结与讨论（综合分析、得出结论，讨论成功与失败、问题与不足、意见与建议或改进措施等）

六、思考题

报 告 人__________________

报告时间__________________

七、教师评语及成绩

教师签名______________________　　　年　　月　　日